内镜医生也应该了解的
下消化道肿瘤病理诊断标准

日本《胃与肠》编委会　编著

《胃与肠》翻译委员会　译

辽宁科学技术出版社

·沈阳·

Authorized translation from the Japanese Journal, entitled
胃と腸　第56巻 第3号
内視鏡医も知っておくべき病理診断リファレンス—下部消化管腫瘍
ISSN: 0536-2180
編集:「胃と腸」編集委員会
協力: 早期胃癌研究会
Published by IGAKU-SHOIN LTD., Tokyo Copyright © 2021

Simplified Chinese Characters published by Liaoning Science and Technology Publishing
House, Copyright © 2023.

© 2023辽宁科学技术出版社
著作权合同登记号: 第06-2021-225号。

图书在版编目(CIP)数据

内镜医生也应该了解的下消化道肿瘤病理诊断标准/
日本《胃与肠》编委会编著;《胃与肠》翻译委员会译
.—沈阳: 辽宁科学技术出版社, 2023.10
ISBN 978-7-5591-2977-2

Ⅰ.①内… Ⅱ.①日… ②胃… Ⅲ.①消化系肿瘤—
病理学—诊断—标准 Ⅳ.① R735.02-65

中国国家版本馆CIP数据核字(2023)第063689号

出版发行: 辽宁科学技术出版社
　　　　　(地址: 沈阳市和平区十一纬路25号　邮编: 110003)
印　刷　者: 辽宁新华印务有限公司
经　销　者: 各地新华书店
幅面尺寸: 182 mm × 257 mm
印　　张: 7.25
字　　数: 160千字
出版时间: 2023 年 10 月第 1 版
印刷时间: 2023 年 10 月第 1 次印刷
责任编辑: 卢山秀
封面设计: 袁　舒
版式设计: 袁　舒
责任校对: 栗　勇

书　　号: ISBN　978-7-5591-2977-2
定　　价: 98.00元

编辑电话: 024-23284363
E-mail: lkbjlsx@163.com
邮购热线: 024-23284502
《胃与肠》官方微信: 15640547725

目 录

小肠、大肠肿瘤的病理诊断

松本 主之[1]

关键词　下部消化管　WHO 分类　放大内镜　消化管病理
临床病理学

[1] 岩手医科大学消化器内科消化管分野
〒 028-3695 岩手県紫波郡矢巾町医大通 2 丁目 1-1
E-mail : tmatsumo@iwate-med.ac.jp

作为消化道肿瘤病理诊断的代表性参考依据，2019 年版 WHO 分类按器官大致分为食管、胃、小肠及十二指肠乳头部、阑尾、结直肠以及肛管。本系列曾经出版过上消化道肿瘤的专题，收录了十二指肠乳头以外的食管、胃、十二指肠病变。作为"续篇"的本书以下消化道肿瘤为主题，是空肠、回肠以及大肠病变的专题。本专题和 WHO 分类对十二指肠病变的处理略有不同。这是因为本书是以内镜检查为中心策划的。

在本系列关于下消化道肿瘤的临床病理学研究流程中，存在着几个转折点。第一个转折是在 1990 年前后大肠表面肿瘤的存在和放大内镜检查的意义变得明确。这一时期，大肠上皮性肿瘤的诊断成了很大的争论点，本系列也多次策划了专题。之后，根据病例的积累和发展史的阐明，再加上分子生物学的分析，对大肠上皮性肿瘤的分类达到了一定的认识。这被认为是临床医生和病理医生的庞大研究工作的结果。同样的讨论，在 21 世纪明确存在的大肠锯齿状病变中也反复出现，来自日本的优秀的研究成果相继被报告，在短期内取得了一定的共识。这些关于大肠肿瘤讨论的主角，是具有扎实的病理学知识的临床研究人员和熟悉临床的病理研究人员。

第二个转折点是在 21 世纪初。在这一时期，确立了胶囊内镜和双气囊内镜等新的检查方法，使活检和内镜切除标本的采集变得容易。其中，好发于小肠的淋巴增生性疾病和遗传性消化道肿瘤的病理诊断有了很大的进展。特别是消化管滤泡性淋巴瘤，家族性大肠腺瘤，Peutz-Jeghers 症候群中的小肠病变的临床病理学特征，对于消化道专科医生来说也是必需的知识。

近年来，在大肠肿瘤的内镜诊断中，同时强调图像的放大内镜成为常规检查法，基于放大内镜观察的分类被广泛使用。为了正确高效地使用这些分类法，了解病理组织的背景知识很重要。此外，近年来引进了内镜和共聚焦激光内镜等超放大内镜检查，开展了与消化管肿瘤诊断方法类似的组织图像的临床研究。也就是说，我们迎来了临床和病理融合的第三个转折点。在这种情况下，对于临床医生和研究人员，了解本书中有关消化道病理的最新知识是必需的。

WHO 分类的小肠、大肠肿瘤章节的最新版（2019 年）和旧版（2010 年）相比，前者将血液、淋巴细胞增殖性疾病，间叶系肿瘤以及遗传性消化道肿瘤从不同器官的项目中删除，作为全消化道共同的肿瘤病变在另一章中总结。上述修订的背景是，上述疾病群的遗传、分子生物学病理查因进展迅速，疾病概念和分类发生了巨大变化。与此相对，本系列在各书中分别介绍了相对频率较高的淋巴细胞增殖性疾病和间叶系肿瘤。这样一来，各书的内容就变得更加全面了。另一方面，由于遗传性消化道肿瘤的临床表现多种多样，包含了许多罕见疾病，所以本书没有对其进行报道。请参考本系列其他书，确认遗传性疾病的临床表现和遗传背景。

随着消化道内镜设备的发展和普及，对消化道肿瘤的临床和研究提出了高水平病理学知识的要求。相信《内镜医生也应该了解的下消化道肿瘤病理诊断标准》的内容能够满足这一要求。同时，本书也有望成为临床病理学的入门书。如果大家能仔细阅读，将是作者莫大的荣幸。

下消化道肿瘤影像诊断中临床医生对病理医生的要求

山野 泰穂[1]

吉井 新二

松下 弘雄[2]

吉川 健二郎

高木 亮

中冈 宙子[2][3]

加藤 文一朗[2]

东海林 琢男[4]

辻胁 光洋[5]

杉田 真太朗

长谷川 匡

永塚 真[6]

田中 义人

菅井 有

仲濑 裕志[1]

摘要●消化道临床的影像学诊断是为了与病理组织诊断相一致而发展起来的。特别是在利用内镜的影像诊断方面，随着放大、超放大内镜以及IEE的发展，取得了惊人的发展。通过放大内镜，内镜医生可以捕捉到微观的变化，其目标是通过临床诊断，进一步了解病理组织图像和病理情况。此外，近年来随着超放大内镜的出现和普及，这一趋势将更加明显。笔者认为，在这样的背景下，内镜医生对在这种环境下切除的病变所要求的病理组织诊断也必然会发生变化。内镜医生和病理医生站在平等的立场上，或者超越立场，在相互尊重的前提下追求真理，这也被认为是推动医学新进步的原动力。

关键词　　放大内镜　窄带成像内镜（NBI）　腺管开口形态　影像强化内镜（IEE）　病理组织诊断

[1] 札幌医科大学医学部消化器内科学講座　〒060-8543 札幌市中央区南 1 条西 16 丁目
[2] 秋田赤十字病院消化器病センター
[3] 大森赤十字病院消化器内科
[4] 秋田赤十字病院病理診断科
[5] 札幌医科大学附属病院病理診断科・病理部
[6] 岩手医科大学医学部病理診断学講座

前言

消化道临床的影像学诊断是为了与病理组织诊断相一致而发展起来的。特别是在使用内镜的图像诊断中，由于放大、超放大内镜、IEE 的发展而取得了惊人的发展。笔者认为，内镜医生通过这样的图像观察病变，在这种环境下，对被切除的病变的病理组织诊断要求也必然发生变化。本文就目前内镜医生和病理医生达成的共识进行探讨。

内镜设备的发展和临床诊断的进步

肠镜的历史是从 19 世纪中叶观察直肠开始的，目前的软性内镜检查是从 1975 年左右开始的纤维镜的登场而出现的。当时，X 线双重肠道造影是大肠检查的主要方式，只有在先前进行的双重造影图像中发现了病变的情况下，才可以进行内镜检查。笔者在这个时代末期成了临床医生，用内镜发现了双重造影中呈现的病变，最终通过病变的活检得到了确定诊断。记得当时的图像诊断所要求的病理组织诊断水平

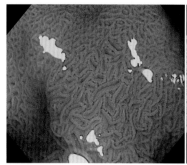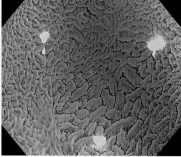

图1 同一部位的放大内镜观察。
a 靛胭脂色素染色扩大像（Ⅲ_L型腺管开口形态）。
b NBI扩大像（JNET 2A型）。

是能够区分判断非肿瘤、腺瘤以及癌症。

后来，由于在进行初筛的肠道双重造影中，难以区别表面型和凹陷型病变，同时也随着内镜插入成功率的提高和内镜视野范围等方面的发展，肠镜检查广泛应用，减轻了内镜医生的负担。内镜逐渐成为检查的主流，相应地发现了许多表面型病变。当时的内镜诊断是根据肉眼形态、色调、有无白斑、有无凹陷、褶皱集中、空气变形等宏观观察来判断是否为恶性，如果是恶性，那就要进一步检查深度是否有 SM 深部浸润，但最终的判断则要依赖于活检病理组织诊断。当然，对病变的哪个部位进行活检，内镜诊断和病理组织诊断之间经常产生分歧。

但是，随着 1993 年变焦式放大肠镜（CF-200Z，奥林巴斯制造）投入临床工作，内镜诊断取得了飞跃性的进步。通过放大内镜，可以将活细胞在生物体内形成的组织构造从表面微细结构（腺管开口形态，**图 1a**）进行观察，实现了放大内镜诊断时代的重大转变。此外，随着利用血红蛋白吸收波长光的 NBI（窄带成像技术）的发明，即使不使用色素也能观察微血管构造（血管形态）和腺管开口部（表面形态），确立了新的 NBI 诊断（**图 1b**）。而且，目前已经开发出了能够从常规观察放大到 500 倍的超放大内镜，进入了可以在体内观察细胞核形态的时代（**图 2**）。在近 30 年的时间里，我们临床医生已经完成了从粗略的宏观诊断到窥视微观层面的病理组织图像诊断的飞跃。

放大内镜观察的形成和组织病理学的观察

放大及超放大内镜捕捉到的观察结果（**表1**）。

pit 形态是以普通腺瘤或腺癌为基础，以实体显微镜下的研究为基础构筑的，在放大内镜上也有应用。pit 形态是在病变表层被认可的腺管开口形态的集合体，考虑其背景和成立情况，显示反映了结构异型和细胞异型的病理组织图像，这是和病理医生每天看到的遗传基因相同的组织块。唯一不同的是，内镜医生看到的是组织表层，病理医生看到的是垂直断面，两者的视角有差异。

另外，NBI 发现的是由于细胞肿瘤化而引起的组织结构和体积动态变化对现有微血管构建的影响，导致对血管产生微小的循环不全或破坏。或者，如果是癌变的话，可以理解为是通过影响新生血管而观察到的现象。这些血管观察在病理组织学上是很难发现的，但这是伴随着组织变化和病态而产生的互补现象，观察活体血液动态循环状况正是内镜医生的强项。

另外，虽然省略了详细内容，但是近年上市的超放大内镜（细胞层面）可以观察病变表层的细胞群。主要是反映了不同类型的核、极性和多层化，这与病变表层的病理组织图像一致。

报告显示，由此确立的 pit 形态诊断和以 JNET（日本 NBI 专家组）分类为首的使

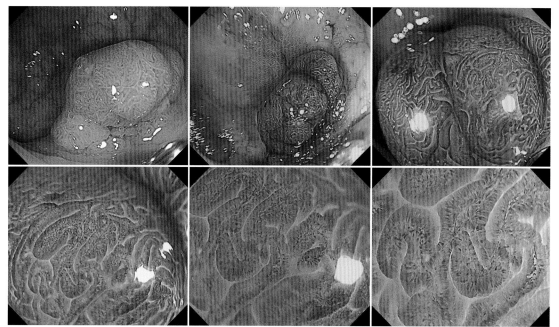

a	b	c
d	e	f

图2 超放大内镜图像（从常规观察到超放大观察）。
a 普通内镜图像。
b 结晶紫染色图像。
c~f 结晶紫染色放大像（c：×约90，d：×约200，e：×约350，f：×500）。

表1 浅表腺癌的肉眼类型

形态	放大内镜		超放大内镜
	腺管开口形态	NBI	
观察对象	腺管开口部位形态	微血管构筑 腺管开口部	表层细胞群
影响因素	结构异型、细胞异型 核的极性	现有微血管循环不全，破坏新 生血管	核的异型，极性，多 层化
实像	病理组织图像	伴随组织构建变化的次级图像	病理组织图像

用 NBI 诊断，或者使用 BLI（蓝激光成像）诊断的肿瘤／非肿瘤的确诊率，pit 形态诊断为 96%～98%，NBI 诊断为 95%。与腺瘤／癌的鉴别，在深度诊断上也有部分差异，不过，能得到 70%～90% 的高确诊率。以前，针对内镜医生的图像诊断，经常以问题的形式向病理医生请教病理组织诊断的知识，但现在，以放大内镜所见为基础，内镜诊断和病理组织诊断可以一同讨论。在放大内镜诊断的初期，在很多学会、研究会上，内镜医生和影像诊断医生、内镜医生和病理医生产生对立，反复进行着激烈的讨论，病理医生方面也有"只看表层就提到病理组织诊断很狂妄""无法判断深层发生的组织变化"等批评意见。但是，随着大量的证据和时间的推移，对放大内镜诊断的批评正在消失。

内镜医生对病理医生的要求

在决定病变的治疗方针时，只要知道良性／恶性的判断和病变深度就足够了，但是对于拿着放大内镜的内镜医生来说，可以观察到眼前病变的微小变化，如果是经过观察病例的话，

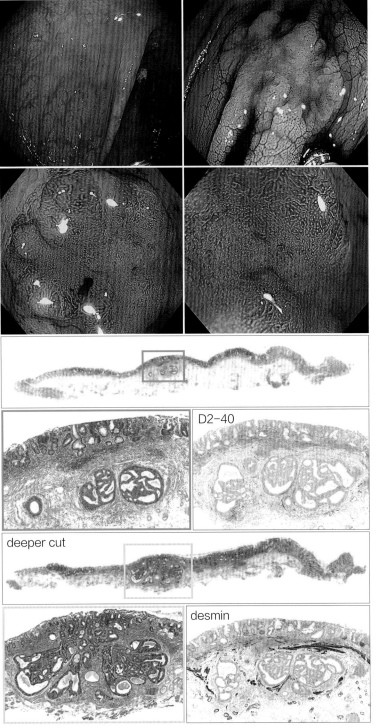

a	b
c	d
e	
f	g
h	
i	j

图3 ［病例1］80岁，男性。

a 横结肠有轻微发红的表面隆起型病变。

b 靛胭脂色素染色图像。非颗粒伪凹陷型大肠侧向发育型肿瘤（LST-NG-PD），可识别为直径为13mm的病变。

c 结晶紫染色后的中放大图像。病变边缘有管状pit。

d 假凹陷内整齐而密集地排列着更小的管状pit，中央部分虽然存在产生大小不一和疏密差的pit形态，但边界并不明确，过渡自然。

e～g 当初的病理组织诊断判断为黏膜内癌和非连续的淋巴管侵犯，报告为腺癌（tub1 > tub2），pT1a（600μm），Ly1，V0。**f**是**e**的绿色框部扩大图像。

h～j 通过深度切片进行再研究。边缘部分有腺瘤成分存在，与黏膜内癌连续的SM深层浸润被确认，淋巴管侵入被否定。在最终病理组织诊断中，修改为腺瘤中的腺癌（tub1 > tub2），pT1b（1200μm），Ly0，V0。**i**是**h**的黄色框部放大图像。

〔田中信治等。病例研讨会——大肠内镜放大观察的基本和最新见解，胃与肠54：105-150，2019〕

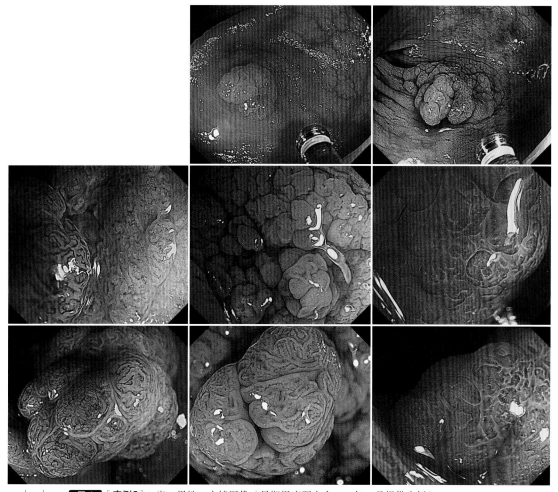

a	b
c	d	e
f	g	h

图4 ［病例2］60岁，男性。内镜图像（早期胃癌研究会2016年12月提供病例）。

a 乙状结肠周围有与周围相同色调的表面隆起型的弱发红色调的结节样隆起。

b 靛胭脂色素染色图像。隆起变得清晰，判断为0-Ⅱa+Ⅰs（LST-NG+Ⅰs）、直径18mm的病变。

c~e 背景Ⅱa部分，在NBI观察中，血管形态既没有网络结构也没有扩张的血管，可以判断为JNET 1型的范畴，通过色素扩大观察发现，乳头状、颗粒状结构不适合现有的pit形态分类，同时也提示了覆盖上皮的扩张，同时还发现了间隙处的管状pit样结构。

f~h 隆起部分在NBI观察发现为网络结构，相当于JNET 2A型，在色素扩大观察中为ⅢL型或Ⅳ型pit，但密度稍低，未发现锯齿状结构。

则可以观察到发育进展等动态变化，但并不止于此。临床内镜医生被追求真理的冲动驱使，寻求着和病理医生的合作，期望从用放大内镜捕捉到的不同情况反映了什么，到对病变的起源和发育进展的疑问和作为遇到类似病变时的治疗方式的判断等方面达成共识。

以下，介绍实例（图3、图4）。

［**病例1，图3**］ 80岁，男性。

横结肠有轻微发红的表面隆起型病变。通过靛胭脂色素染色可以识别为LST-NG-PD（LST非颗粒伪凹陷型）、直径13mm的病变（**图3a，b**）。结晶紫染色后的中放大图像中，病变边缘有管状pit（**图3c**），假凹陷内整齐而密集地排列着更小的管状pit，中央部分在一定范围内存在产生大小不同和疏密差的pit形态，但边界不明确，过渡自然（**图3d**）。内镜诊

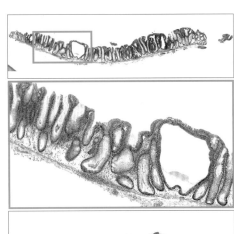

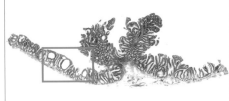

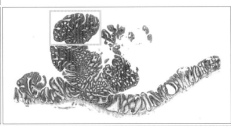

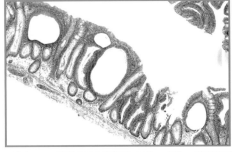

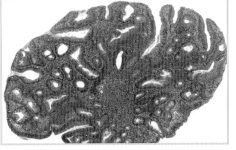

a	
b	
c	e
d	f

图5 ［病例2］60岁，男性。病理组织图像（早期胃癌研究会2016年12月提供病例）。
a～d Ⅱa部分由上皮覆盖的大小不一的扩张腺管、分枝、扭曲或直接的腺管构成，前者被认为相当于放大内镜中的乳头状、颗粒状。腺管本身和非肿瘤性黏膜的核不同，但发现比普通腺瘤小的核。b是a的蓝色框部扩大图像。d是c的绿色框部扩大图像。
e，f 隆起部分是管状或管状绒毛状的相当于低级别腺瘤的病理组织图像。f是e的黄色框部放大图像。

断的边缘部分是管状腺瘤，中央部分有癌的可能性，在黏膜下层有一些体积庞大的组织，虽然没有暴露，但也不能否定SM癌的可能性，所以用内镜的黏膜切除术（内镜下黏膜切除术，EMR）一次性切除了。虽然当初的病理组织诊断判断为黏膜内癌和非连续的淋巴管侵犯，报告为腺瘤（tub1 > tub2），pT1a（600 μ m），Ly1，V0（**图 3e～g**），但对于病理医生，有无肿瘤成分和脉管浸润，有可能与表面组织连续浸润，传达了有一定体积的组织块的可能性的建议，制作了深切片进行了再研究。其结果

是，边缘部分有腺瘤成分存在，与黏膜内癌连续的SM深层浸润被确认，淋巴管浸润被否定。在最终病理组织诊断中，修改为腺瘤中的腺癌（tub1 > tub2），pT1b（1200 μ m），Ly0，V0（**图 3h～j**）。

［病例2，图4］ 60 岁，男性（早期胃癌研究会 2016 年 12 月提供病例）。

乙状结肠周围有与周围相同色调的表面隆起型的弱发红色调的结节样隆起，用靛胭脂色素染色隆起变得清晰，判断为0-Ⅱa+Ⅰs（LST-NG+Ⅰs）、直径 18mm 的病变（**图**

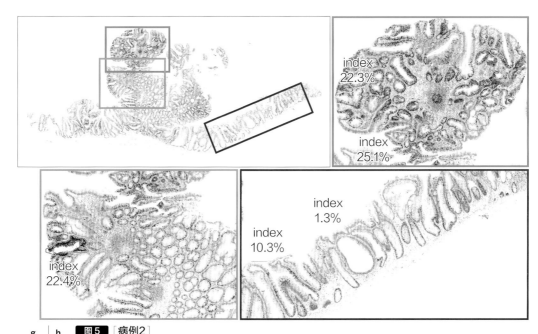

index 22.3%

index 25.1%

index 10.3%

index 1.3%

index 22.4%

g	h
i	j

图5 [病例2]

g~j 在Ki-67免疫组织化学染色过程中，隆起部分的细胞核显示出了弥漫性和上移，但平坦部分呈分散性，没有显示出上移。h是g的绿色框部放大图像。i是g的蓝色框部放大图像。j是g的红色框部放大图像。

4a，b）。从放大内镜看，背景Ⅱa部分在NBI观察中可以判断为血管形态既没有网络结构也没有扩张的血管，而是JNET 1型的范畴，关于pit形态，由于不适合工藤・鹤田分类的乳头状、颗粒状的构造，也有可能延长涂层的表皮，但同时也有人在缝隙中发现管状pit样结构（图4c~e）。隆起部分在NBI观察发现为网络结构，相当于JNET 2A型，pit形态为ⅢL型或Ⅳ型，但密度稍低，未发现锯齿状结构（图4f~h）。考虑到因区域性病变而引起的肿瘤性病变，从不符合普通型腺瘤和锯齿状改变的病变中可以看出一部分腺瘤的病变。

在病理组织学的观点中，Ⅱa部分（图5a~d）由覆盖有表皮的扩张不一的腺管、分枝、扭曲或直接的腺管构成，前者被认为相当于放大内镜下的乳头状、颗粒状。腺管本身和非肿瘤性黏膜的核不同，但发现比普通腺瘤小的核。另一方面，隆起部分（图5e，f）是管状或管状绒毛状的相当于低级别腺瘤的病理组织图像。在Ki-67免疫组织化学染色过程中，隆起部分的细胞核显示出了弥漫性和上移，但平坦部分呈分散性，没有显示出上移（图5g~j）。作为进一步的检索，从pit和形态特征出发，对包括背景黏膜在内的5处基因进行了检测，结果发现BRAF、k-ras、APC均未发现基因变异，甲基化方面均为CIMP（CpG岛甲基化表型）低，P53的变异也未发现（图6）。根据以上最终判断为无法分类的腺瘤。

结语

通过现代先进的内镜仪器，内镜医生可以捕捉到微观的变化，旨在通过对病理组织和病理的观察，进行针对性的临床诊断。随着近年来问世的超放大内镜的普及，这一趋势将更加明显。在这种情况下，作为临床医生的内镜医生和病理医生必须站在平等的立场上，或者超越各自的立场，在相互尊重的前提下，走上追求真理的道路，我认为这也是推动医学新进步的原动力。

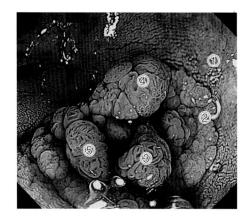

基因分析结果

	变异 （BRAF/ k-ras/APC）	MLH1	MINT1	MINT2	MINT12	MINT31	*P*16	CIMP	*P*53
①背景黏膜	WT	10.32	6.93	9.90	13.64	18.24	7.20	消极的	WT
②平坦部	WT	9.64	6.59	61.44	6.27	10.94	5.44	消极的	WT
③粗大结节	WT	9.04	4.19	40.56	66.1	17.04	6.85	低极的	WT
④粗大结节	WT	9.51	6.62	47.32	17.88	17.2	15.11	消极的	WT
⑤粗大结节	WT	9.82	9.43	51.13	7.90	23.91	6.69	消极的	WT

图6 ［病例2］60岁，男性。基因检测（早期胃癌研究会2016年12月提供病例）。从pit和形态特征到包括背景黏膜在内的5处基因检测结果，BRAF、k-ras、APC未发现基因变异，关于甲基化，虽然在MINT2、MINT12的一部分中得到证实，但整体上没有发现CIMP低、*P*53的变异。
WT：野生型。

致谢
感谢秋田红十字医院病理诊断科，札幌医科大学附属医院病理诊断科/病理部，岩手医科大学医学部病理诊断学讲座的各位工作人员对病理标本的制作及基因的解析做出的贡献。

参考文献
[1]丹羽寛文. 消化管内視鏡の歴史，改訂増補第2版. 日本メディカルセンター，2010.
[2]工藤進英，日下尚志，中嶋孝司，他. 陥凹型早期大腸癌の微細表面構造—拡大電子スコープ，実体顕微鏡の腺口形態の解析より. 胃と腸 27: 963-975, 1992.
[3]Kudo S, Hirota S, Nakajima T, et al. Colorectal tumours and pit pattern. J Clin Path 47: 880-885, 1994.
[4]佐野寧，小林正彦，神津隆弘，他. 狭带化RGB filter内蔵narrow band imaging（NBI）systemの開発・臨床応用. 胃と腸 36: 1283-1287, 2001.
[5]Sano Y, Tanaka S, Kudo S, et al. Narrow-band imaging（NBI）magnifying endoscopic classification of colorectal tumors proposed by the Japan NBI Expert Team. Dig Endosc 28: 526-533, 2016.
[6]Kudo S, Wakamura K, Ikehara N, et al. Diagnosis of colorectal lesions with a novel endocytoscopic classification—a pilot study. Endoscopy 43: 869-875, 2011.

[7]Mori Y, Kudo S, Ikehara N, et al. Comprehensive diagnostic ability of endocytoscopy compared with biopsy for colorectal neoplasms: a prospective randomized noninferiority trial. Endoscopy 45: 98-105, 2013.
[8]小坂知一郎. 大腸微小隆起性病変に関する臨床病理学的研究. 日本大腸肛門病会誌 28: 218-228, 1975.
[9]多田正大，川井啓市，赤坂裕三，他. 大腸隆起性病変の拡大観察とその病態. 胃と腸 13: 625-636, 1978.
[10]工藤進英，三浦宏二，高野征雄，他. 微小大腸癌の診断—実体顕微鏡所見を含めて. 胃と腸 25: 801-812, 1990.
[11]工藤進英. 早期大腸癌—平坦・陥凹型へのアプローチ，医学書院，1993.
[12]佐野寧，田中信治，工藤進英，他. The Japan NBI Expert Team（JNET）大腸拡大Narrow Band Imaging（NBI）分類. Intestine 19: 5-13, 2015.
[13]鶴田修，辻雄一郎，河野弘志，他. 通常内視鏡下pit観察による大腸腫瘍・非腫瘍鑑別能の検討—5mm以下の病変を対象として. 胃と腸 34: 1613-1622, 1999.
[14]加藤茂治，藤井隆広，傳光義，他. 拡大内視鏡による大腸の腫瘍・非腫瘍の鑑別診断. 消内視鏡 13: 384-390, 2001.
[15]Yamano H, Kuroda K, Yoshikawa K. Magnifying endoscope diagnosis and NBI diagnosis in colorectal neoplasm. In Niwa H, Tajiri H, Nakajima M, et al（eds）. New Challenges in

Gastrointestinal Endoscopy. Springer Japan, Tokyo, pp 295–305, 2008.

[16]堀松高博，工藤豊樹，片桐敦，他．NBIと臨床―腫瘍の診断：腫瘍・非腫瘍の鑑別．早期大腸癌　11：113–118, 2007.

[17]Togashi K, Osawa H, Koinuma K, et al. A comparison of conventional endoscopy, chromoendoscopy, and optimal-band imaging system for differentiation of neoplastic and non-neoplastic colonic polyps. Gastrointest Endosc 69: 734–741, 2009.

[18]dos Santos CE, Lima JC, Lopes CV, et al. Computerized virtual chromoendoscopy versus indigo carmine chromoendoscopy combined with magnification for diagnosis of small colorectal lesions: a randomized and prospective study. Eur J Gastroenterol Hepatol 22: 1364–1371, 2010.

[19]Yoshida N, Yagi N, Inada Y, et al. Ability of a novel blue laser imaging system for the diagnosis of colorectal polyps. Dig Endosc 26: 250–258, 2014.

[20]Tanaka S, Kaltenbach T, Chayama K, et al. High-magnification colonoscopy（with videos）. Gastrointest Endosc 64: 604–613, 2006.

[21]Sano Y. Image enhanced endoscopy（IEE）using NBI during screening colonoscopy: usefulness and application. In Niwa H, Tajiri H, Nakajima M, et al（eds）. New Challenges in Gastrointestinal Endoscopy. Springer Japan, Tokyo, pp 306–316, 2008.

[22]長谷川申，鶴田修，河野弘志，他．拡大内視鏡検査―pit pattern診断．大腸癌Frontier　2：328–333, 2009.

[23]Ikematsu H, Saito Y, Tanaka S, et al. The impact of narrow band imaging for colon polyp detection: a multicenter randomized controlled trial by tandem colonoscopy. J Gastroenterol 47: 1099–1107, 2012.

[24]Ikematsu H, Saito Y, Yamano H. Comparative evaluation of endoscopic factors from conventional colonoscopy and narrow-band imaging of colorectal lesions. Dig Endosc 23（Suppl 1）: 95–100, 2011.

[25]岡志郎，田中信治，金子巌，他．大腸sm癌における浸潤度の臨床診断―拡大内視鏡診断を中心に．胃と腸 39: 1363–1373, 2004.

[26]唐原健，鶴田修，河野弘志，他．大腸―隆起型早期大腸癌の深達度診断．胃と腸　42: 809–815, 2007.

[27]浦岡俊夫，斎藤豊，松田尚久，他．大腸―表面型早期大腸癌の深達度診断．胃と腸　42: 817–822, 2007.

[28]Hayashi N, Tanaka S, Hewett DG, et al. Endoscopic prediction of deep submucosal invasive carcinoma: validation of the narrow-band imaging international colorectal endoscopic（NICE）classification. Gastrointest Endosc 78: 625–632, 2013.

[29]Sumimoto K, Tanaka S, Shigita K, et al. Clinical impact and characteristics of the narrow-band imaging magnifying endoscopic classification of colorectal tumors proposed by the Japan NBI Expert Team. Gastrointest Endosc 85: 816–821, 2017.

[30]田中信治，山野泰穂，菅井有，他．症例検討会―大腸内視鏡拡大観察の基本と最新知見．胃と腸　54: 105–150, 2019.

Summary

What Clinicians Want A Pathologist to Do During Imaging of Lower Gastrointestinal Tumors

Hiro-o Yamano[1], Shinji Yoshii,
Hiro-o Matsushita[2], Kenjiro Yoshikawa,
Ryo Takagi, Michiko Nakaoka[2-3],
Bunichiro Kato[2], Takuo Tokairin[4],
Mitsuhiro Tsujiwaki[5], Shintaro Sugita,
Tadashi Hasegawa, Makoto Eizuka[6],
Yoshihito Tanaka, Tamotsu Sugai,
Hiroshi Nakase[1]

Diagnostic imaging of the gastrointestinal tract has been developed to be consistent with histopathological diagnoses. In particular, the development of magnifying and ultramagnifying endoscopes and image-enhanced endoscopy has led to remarkable progress in diagnostic imaging using endoscopes. Magnifying endoscopy enables endoscopists to detect microscopic changes and make a clinical diagnosis that is more closely related to the histopathological diagnosis, while also considering histopathological images and pathology. Furthermore, this trend will become more pronounced with increase in the widespread use of the recently introduced ultramagnifying endoscope. Under such circumstances, the information endoscopists seek from histopathological diagnoses of lesions resected under these situations is inevitably changing. Endoscopists and pathologists are required to pursue the facts while respecting each other on an equal footing or beyond, which is considered to become a driving force for new advances in medicine.

[1]Department of Gastroenterology and Hepatology, Sapporo Medical University School of Medicine, Sapporo, Japan.

[2]Digestive Disease Center, Akita Red Cross Hospital, Akita, Japan.

[3]Department of Gastroenterology, Omori Red Cross Hospital, Tokyo.

[4]Department of Pathology, Akita Red Cross Hospital, Akita, Japan.

[5]Department of Surgical Pathology, Sapporo Medical University School of Medicine, Sapporo, Japan.

[6]Department of Molecular Diagnostic Pathology, School of Medicine, Iwate Medical University, Iwate, Japan.

下消化道肿瘤病理诊断中病理医生对临床医生的要求

海崎 泰治[1]

摘要●病理诊断在消化道疾病的诊疗中起着重要的作用，然而，在病理诊断过程中存在着各种各样的局限性，如标本的及时采集和提交、标本的规范制作、诊断的过程等。临床医生必须在充分了解它们的局限性的基础上提供标本和解读病理诊断。临床医生和病理医生的密切合作和有效沟通，是突破病理诊断局限性的关键。

关键词 下消化道肿瘤 病理诊断 局限

[1] 福井县立病院病理诊断科 〒 910-8526 福井市四ツ井 2 丁目 8-1
E-mail : y-kaizaki-4a@pref.fukui.lg.jp

开始

消化道内镜诊断从白光时代开始，通过构筑缜密的诊断学理念，以及放大倍数下观察、特殊光下观察等多种新仪器的研发应用，正在以接近病理诊断层次的势头发展着。为了满足内镜诊断的日益增长的临床需求，病理诊断不仅通过传统的 HE 染色诊断，还通过应用免疫组织化学染色、原位杂交、基因诊断等方法，增加了新的重要内容，两者通过相互刺激，共同持续发展。

原本消化道图像诊断是通过对目标疾病的肉眼观察和病理组织学的诊断意见进行一一对应而努力发展起来的。为了今后有利于双方共同继续发展，相互理解是重要的前提，密切配合(提交标本和病理报告)则是重要的工作基础。

为了发挥病理诊断的作用，病理医生要求临床医生进行更合理的病理申请，进行更标准的标本采集和标本提交。关于这些，二村等的研究已经阐述得很充分了，请参阅。

本次，介绍了大肠肿瘤及肿瘤病变中的内镜诊断、病理学观点的差异以及病理诊断的局限性，从而加深对二者的理解。

病理在病理观察轴面上与内镜不同

最根本的差异，在于内镜图像和病理组织图像的观察面不同。内镜图像是从消化道内腔观察黏膜表面的俯瞰图，而病理组织图像是将消化道管壁这种板状物切成条状的剖面图。病理组织图像不仅观察黏膜表面，还从黏膜深部观察其深层结构来提高诊断精度。对于黏膜下肿瘤（submucosal tumor，SMT）这种黏膜面没有明显变化的疾病，显然，观察深部组织结构的病理诊断更精准。

但是在病理组织图像中，由于其观察面不同，难以与内镜图像一一对应。即使确认腺管的分布状况，从表面看的状况和从断面看的状况也很难一一对应。腺管是显示真正的乳头状，还是单纯的腺管分叉状，在病理诊断中往往不能清晰地辨别（**图 1a，b，e**）。

这与病理组织方面的不同多少有些不同，

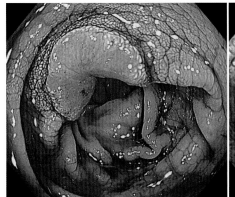
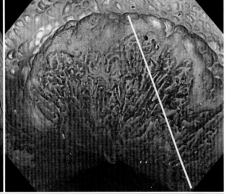

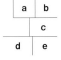

a	b
	c
d	e

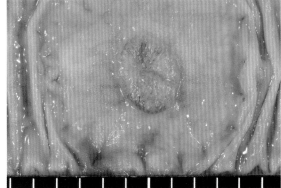

图1 乙状结肠癌。

a 内镜图像。发现凹陷型病变伴有周边隆起。凹陷边界呈现清晰不规则表现。

b 染色放大图像。看见朝向凹陷中心的不整齐的线状腺管。黄线对应病理的剖面部位（**d**、**e**）。

c 切除标本的肉眼图像。凹陷型病变伴有周边隆起，但判断内陷情况比内镜下困难。

d 放大镜像（HE染色）。隆起明显，内镜所见病变边缘部凹陷不明显。

e HE染色（对应**b**的黄线部分）。虽然不整齐，但发现比较线性的腺管结构。无法观察到**b**中的线状腺管结构。

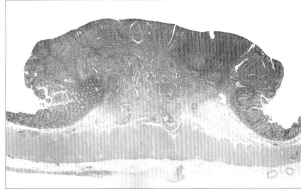
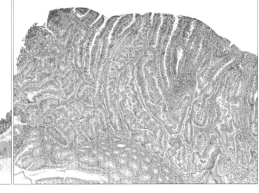

近年来，随着内镜放大倍率观察的发展，不仅可以像细胞内镜那样观察腺管（腺腔）结构，还可以观察细胞形态及其内部结构。但是，内镜的观察部位，仍然是病变的表面。表面的细胞容易受到糜烂等因素的影响，在细胞学上也容易产生异型增生，在观察深部组织的病理诊断时，应酌情减去异型增生组织来进行判断。

以下的两个方面，是由于观察面（轴）不同而派生出来的。

肉眼下可以判断的凹凸在病理组织中有时难以判断

当镜下观察消化道手术的标本时，有时会深切地感到无法捕捉到肉眼所指出的细微的隆起和凹陷。

内镜诊断时（生物体内），肠道内腔显示环状（管状）结构物的最内侧，相当于消化道壁横断面最短的部分。另一方面，在病理标本中，手术标本是将管状（环状）结构位于长轴上切开，固定在黏膜和固有肌层上，防止大幅度背离。正因为如此，黏膜会以比固有肌层更深的相对拉伸形式固定下来。因此，很难通过固定标本的结构判断凹凸情况（**图1a，c，d**）。

另外，病理组织难以发现细小凹凸的原因之一是因为显微镜观察时视野比较狭窄。显微镜观察的最低倍率为物体的1倍，但其视野只能覆盖约2cm的范围。为了判断大范围内的细微凹凸，需要像内镜观察那样用拉伸的视角进行判断，这一点在显微镜下观察时很难做到。

再者，由于病理组织标本是剖面图的集合，所以即使能够判断切口面（用1张前切片）在横轴方向上的凹凸，也很难在纵轴方向（多个前切片的构成像）上再现立体图像，判断凹凸情况（**图2a，c~e**）。

个人认为，尽量注意对二者所见进行对比，一边与肉眼图像进行对比，一边进行镜下检查，但事实上，随时掌握肉眼图像的构造的同时进行镜下检查是非常困难的。

病理诊断不善于判断血管结构

病理诊断不善于判断血管结构。换言之，线状结构不善于判断空间连续的组织。

例如，将内镜下观察到的血管和病理标本上观察到的血管进行一一对应是非常困难的。血管的行走是三维连续的，内镜图像是从病变上面俯瞰并采集表面结构（二维图像）。另一方面，病理组织图像则是将剖面（点，一维图像）进行图像采集。在内镜图像中，即使难以把握立体结构，也可以从无纵深的平面结构来追踪血管结构。只要保持结构的连续性，通过与周围的血管进行比较，就可以判断血管的扩张、迂曲、口径异同、形状不均匀的图像等。另一方面，病理组织图像是不连续性的剖面（点）的集合，当以正常5mm间隔制作并重构剖面时，中间的物体会被省略，不能保持其连续性（**图2b，f**）。因此，很难比较正常图像和异常图像，指出异常图像也非常困难。为了解决这些问题，

我们正在尝试制作大量的连续切片，并进行三维重建，但是，用这种技术处理大量的病例是非常困难且不现实的。

尽管如此，通过对血管内皮的免疫组织进行化学染色，即CD31染色和CD34染色，可以类推出一个剖面的血管大小和走行的均匀性，这样就可以部分实现与窄带成像技术（NBI）放大内镜的呼应（**图2g**）。

病理诊断没有时间轴

病理标本需进行活检，经手术摘除后，用福尔马林溶液进行固定。尽管是为了防止组织的变性和腐败而进行的必要工作，但也会使生物停止活动。与观察活体的内镜不同，病理诊断不能进行活体观察。因此，病理诊断不具备动态判断功能。

另外，由于被福尔马林溶液固定，标本会变硬。在内镜观察中，有时会根据空气量的变化等进行深度判断，但在病理诊断中，标本的人工变形是无法做到的。对于病变硬度的确认，与活体标本相比，固定标本有必要作为更硬一级来确认。

病理诊断对动态变形不敏感，但在一定时期内持续变化的情况下，是可以通过病理组织图像的二次观察来判断功能（变化）的。例如，黏膜持续牵引时纤维肌肉症的表现和黏膜下层的纤维化，肠管内压持续增高时固有肌层的肥厚和纤维化等。

病理诊断没有严格的诊断标准

为了得到标准化的结果，手术标本的病理诊断普遍需要根据癌症处理规章等规定进行记载。但是，在包括大肠肿瘤在内的个别肿瘤的病理诊断中，制定详细的（严密的）诊断标准是非常罕见的。为了进行严格的诊断，对于最近发现的无法判断是肿瘤还是非肿瘤的SSA/P（无柄锯齿状腺瘤/息肉）类病变，我们制定了新的诊断标准。而对于以前就存在、理所当然地进行病理诊断的肿瘤和其他疾病，几乎没

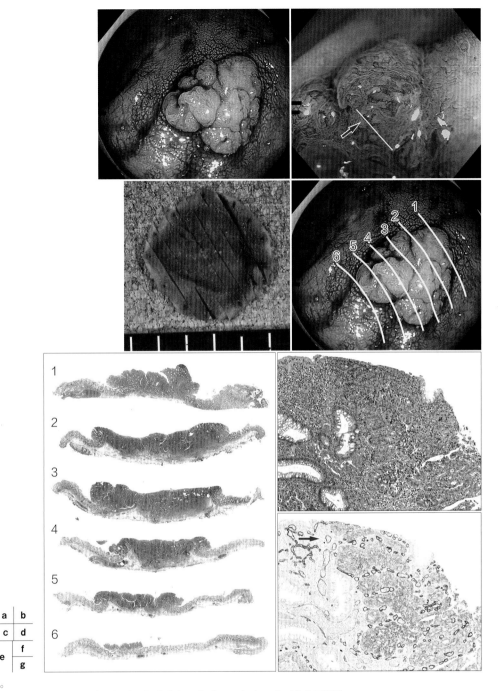

图2 直肠癌。

a 内镜图像。由于隆起型病变，左前2/3部分不规律隆起比较明显，右后1/3表面有扁平凹陷。

b NBI放大图像。病变边缘的隆起部聚集着茶褐色的不整血管，部分是暗蓝色的粗血管（红箭头）。黄线对应病理剖面（**f，g**）。

c 内镜黏膜下剥离术（endoscopic submucosal dissection，ESD）标本切割图。

d ESD标本的切割线如图对应所示。

e 切除标本的放大图像（HE染色）。很难判断内镜图像观察的隆起和凹陷形态。

f HE染色图像（对应于**b**的黄线部分）。在整个视野中有增生血管，也可以看到扩张的血管，但不能指出血管的完整像等。

g CD34染色图像。血管内皮染色，血管分布清晰。NBI放大图像中指出的暗蓝色粗血管应该与红色箭头部相对应，但不能确定。

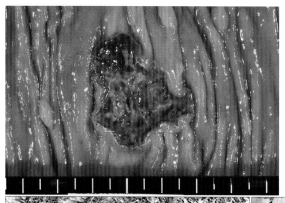
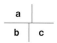

图3 横结肠癌。

a 切除标本的肉眼图像。在横结肠中发现2型肿瘤。

b HE染色图像。发现肿瘤细胞的充实性增殖。组织类型为髓样癌。

c CDX2染色图像。肿瘤细胞为CDX2阴性。现有的非肿瘤腺管呈阳性。即使是明显的大肠癌，CDX2也有可能呈阴性。

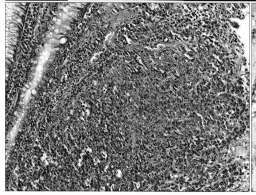
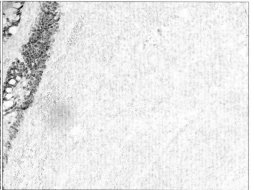

有严格的诊断标准，不难想象，不同的诊断医生在诊断上存在着偏差。

以前，特别是关于大肠腺瘤和癌症的病理诊断，不同的诊断者之间往往存在差异。而最近的分析表明，对于腺瘤和癌症的判断，诊断者之间几乎没有差异，但这是以消化道为亚专业的病理医生为对象进行的研究，对于一般的病理医生，估计还是有很大差异的。另外，关于溃疡性结肠炎诱发肿瘤的判断上，即使是消化道专业的病理医生之间也存在差异。

今后，有必要通过对分子生物学分析、免疫组织化学染色等结果进行讨论和解释，来确立统一的诊断标准，就算在这种情况下，还是会出现与HE染色图像达成共识的意见相背离的情况，预计统一起来会非常困难。

病变的组成也可以研究（免疫组织化学染色等）

在病理标本中可以研究组织的组成。最基本的方法是通过化学反应进行特殊染色。免疫组织化学染色是对特异性蛋白进行染色的方法，原位杂交是检测特异性 DNA 或 RNA 的方法。与生物化学检索不同，这两种方法都可以确定具有特异物质的细胞或其在细胞内的位置。

在大肠肿瘤中常用的染色有：用于早期大肠癌的脉管侵袭和深度诊断的弹性纤维染色（Elasticavan Gison 染色或 victoria blue-HE 染色）、肾小球足突细胞膜黏蛋白（D2-40）染色、肌间线蛋白染色以及作为大肠原发腺癌标志物的 CDX2、CK7、CK20 染色等。

在特殊染色和免疫组织化学性染色的病理报告中，结果分阳性和阴性两种，对于内镜医生来说非常方便，很容易接纳。病理诊断以 HE

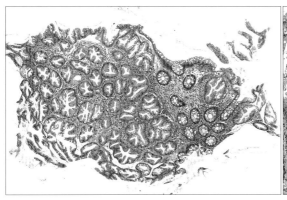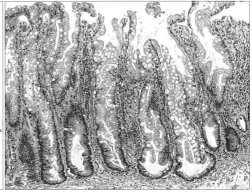

a | **b**

图4 SSA/P。
a 活检标本的HE染色图像。腺管有锯齿状变化，但无法掌握腺管深部的情况，被诊断为增生性息肉。
b 同病变的内镜下黏膜切除术（endoscopic mucosal resection，EMR）标本的HE染色图像。锯齿状病变，腺管扩张，基底部T字形表现，可诊断为SSA/P。

染色的判断为基础，以此为基础进行的免疫组织化学性染色、非特异反应和交叉反应等染色，往往也有局限性，需要在充分理解其用途的基础上使用（**图3**）。

活检病理诊断的局限

活检病理诊断是用活检钳采集的几毫米大小的组织来进行诊断。由于是小标本，在病理诊断中存在各种限制。大肠黏膜活检时，通常采集黏膜、黏膜肌层和少量黏膜下层。因此，想得到黏膜下层或者更深层组织是不可能的。另外，由于只能采集一部分病变，并不能判断病变的整体情况。例如，在SSA/P和增生性息肉的鉴别中，虽然通过表层活检能够掌握锯齿状变化，但是由于难以判断基底部病变情况，不能满足SSA/P的诊断标准，可能会导致诊断困难（**图4**）。

由于活检方法造成的诊断局限性，是由于采用活检钳进行采集，容易造成组织的挫伤变性。另外，热生物感染等容易引起热变性。虽然也有像恶性淋巴瘤的诊断那样利用抗挫变性的诊断法，但如果不能掌握不受挫伤的细胞图像，就只能进行排除性诊断。

结语

本文展示了由于病理和内镜的观点的不同，造成了病理诊断的局限性。这些局限性在标本制作上无法避免。但是，临床医生可以通过了解病理的局限性，通过临床和病理的沟通讨论来弥补这些情况的出现。

参考文献
[1]二村聡，萱嶋善行. 上部消化管腫瘍病理診断において病理医が臨床医に求めるもの. 胃と腸 55: 369–373, 2020.
[2]根本哲生，立石陽子. 食道表在癌における拡大内視鏡所見と病理組織学的所見の検討. 胃と腸 53: 1353–1360, 2018.
[3]八尾隆史，菅井有，岩下明德，他. 大腸SSA/Pの病理組織学的特徴と診断基準—大腸癌研究会プロジェクト研究から. 胃と腸 46: 442–448, 2011.
[4]八尾隆史. 症例診断の解説とまとめ. 胃と腸 54: 1509–1526, 2019.
[5]関根茂樹. 腫瘍の鑑別に用いられる抗体（各臓器別）—大腸. 病理と臨 38（臨増）: 107–112, 2020.

Summary

Limitations in the Pathological Diagnosis of Lower Gastrointestinal Neoplasms

Yasuharu Kaizaki[1]

Pathological diagnosis plays a crucial role in the treatment of the lower gastrointestinal neoplasms. However, pathological diagnosis has various limitations depending on the method of collecting and submitting samples, preparation of samples, and pathological diagnosis. Clinicians need to fully understand these limitations before submitting samples and interpreting the pathological diagnosis. The key to breaking through the limits of pathological diagnosis is cooperation and communication between clinicians and pathologists.

[1]Department of Pathology, Fukui Prefectural Hospital, Fukui, Japan.

空肠、回肠：小肠腺瘤、腺癌

——小肠腺瘤和腺癌

田中 麻理子[1]　　　牛久 哲男[2]

[1] 東京大学医学部附属病院病理部
〒 113-8655 東京都文京区本郷 7 丁目 3-1
[2] 東京大学医学系研究科人体病理学

关键词　**小肠腺瘤**　**小肠腺癌**

概念、定义

　　小肠占消化道黏膜表面积的90%以上，肿瘤发生比较罕见。在国际疾病分类中，小肠是与 Vater 乳头部独立分类的，分为十二指肠、空肠、回肠。本文介绍发生在空肠、回肠的腺瘤和腺癌。

1.小肠腺瘤

　　这是消化道肿瘤中罕见的肿瘤。空肠和回肠很难用内镜观察，常常是在出现大型病变、梗阻症状时才被发现。除个别病例外，Lynch 综合征（遗传性非息肉性结直肠癌）、家族性腺瘤性息肉病（familial adenomatous polyposis，FAP）、MUTYH 相关聚合症、聚合酶校正相关聚合症、体质性错配修复综合征、MSH3 相关聚合症等遗传性疾病也增加了腺瘤发生的风险。空肠、回肠腺瘤是与大肠腺瘤类似的肠型腺瘤，管状腺瘤和管状绒毛状腺瘤占大部分。锯齿状腺瘤发生非常罕见，据报道有空肠 2 例，十二指肠空肠移位部 1 例，终末回肠 2 例。

2.小肠腺癌

　　小肠腺癌是罕见癌，占所有恶性肿瘤的 0.5% 以下，占所有消化道恶性肿瘤的 5% 以下。

45% ~ 60.6% 发生在十二指肠，20.7% ~ 35% 发生在空肠，18.7% ~ 20% 发生在回肠。空肠、回肠癌早期很难发现，诊断时有症状的患者占 84%（与此相对，43% 的十二指肠癌是无症状的）。胶囊内镜、双气囊内镜、CTE（计算机断层小肠造影术）用于诊断。

　　空肠癌、回肠癌的中位数年龄分别为 62 岁、58 岁，性别比（男性∶女性）均为 2∶1 左右，诊断时有远处转移的病例为 34% ~ 41%。小肠腺癌的危险因素有 Crohn 病和乳糜泻等慢性炎症性肠病、FAP、Lynch 综合征、Peutz-Jeghers 综合征和年轻性多极化综合征等遗传性疾病。这样的疾病因素保持率有人种差异，在欧洲空肠和回肠癌患者的疾病因素非保持率是 68%，而在日本占 91%，大部分发生在没有背景疾病的患者身上。在来自法国的空肠癌和回肠癌报告中，没有背景疾病的病例分别占 77% 和 58%，Lynch 综合征占 10% 和 3%，克罗恩病（Crohn 病）占 4% 和 38%。

　　Crohn 病和 Lynch 综合征的空肠、回肠癌多为年轻人发病。Crohn 病相关小肠癌多发生在回肠，而其他空肠、回肠癌中空肠发生的比例较高。5 年生存率为 I 期的 75%（空肠癌），

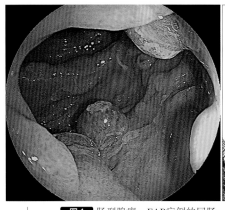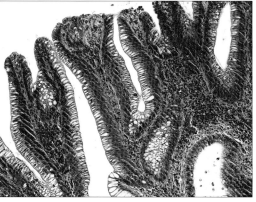

a | b ｜**图1** 肠型腺瘤。FAP病例的回肠。
a 内镜图像。腺瘤多发。
b 病理组织图像（HE染色，×200）。低异型度管状腺瘤。

Ⅱ期的44.8%（空肠癌）、38.1%（回肠癌）、Ⅲ期的24.6%（空肠癌）、0（回肠癌）、Ⅳ期的5%（空肠癌）、0（回肠癌），回肠发生是预后不良的风险因子。微卫星不稳定性（microsatellite instability，MSI）癌和乳糜泻相关小肠癌预后较好，Crohn病相关空肠、回肠癌和散发性空肠、回肠癌患者预后相同。

肉眼特征

1.小肠腺瘤

类似大肠和十二指肠的腺瘤，呈有蒂性，亚有蒂性，无蒂性，表面隆起型等，呈分叶状，绒毛状（**图1a**）。锯齿状腺瘤是几毫米到几厘米的乳头状或平坦隆起病变。

2.小肠腺癌

呈现平坦、狭窄、溃疡、浸润性或息肉状隆起等肉眼图像（**图2**）。来自韩国的报告中，空肠、回肠癌的肉眼形态，浸润性占73%~74%，息肉状隆起占20%，结节型占3%~6%。Crohn病相关小肠癌肿块形成较少，多为肠管狭窄或瘘管。

病理组织学特征

1.正常型（管状、管状绒毛、绒毛状）腺瘤

显示与大肠腺瘤相同的病理组织图像，在基底侧排列的具有均匀椭圆形肿大核和淡嗜酸性细胞质的柱状细胞，管状、绒毛状密集增生（**图1b**）。以吸收上皮为主体，Paneth细胞和杯状细胞在各种程度上混在一起，少数内分泌细胞也屡见不鲜。根据组织构造分为管状腺瘤、管状绒毛状腺瘤、绒毛状腺瘤。异型度和大肠腺瘤一样，根据细胞异型和结构异型分为低异型度腺瘤（low-grade adenoma）和高异型度腺瘤（high-grade adenoma）。多发病例怀疑FAP的存在（**图1a**）。在FAP相关腺瘤中，Paneth细胞有时会很明显，但有时也会出现个别病例。FAP患者也有可能出现局限于一个隐窝的腺瘤的初期病变。

2.锯齿状腺瘤

和大肠的TSA（传统锯齿状腺瘤）一样，在息肉的50%以上的区域呈明显的锯齿状形态，可见隐窝异位病灶，具有嗜酸性细胞质和细长的假重迭化核。也有TSA样成分和普通的腺瘤成分混合的病例。5例报告中，空肠发生的3例已经进展成了浸润癌。

3.腺癌

七成左右为高~中分化管状腺癌，呈假重迭化的、呈纺锤形肿大核的高柱状细胞呈管状、愈合腺管状增生（**图3a**）。也有报告显示，空肠癌和回肠癌的高分化率分别为46%、33%，

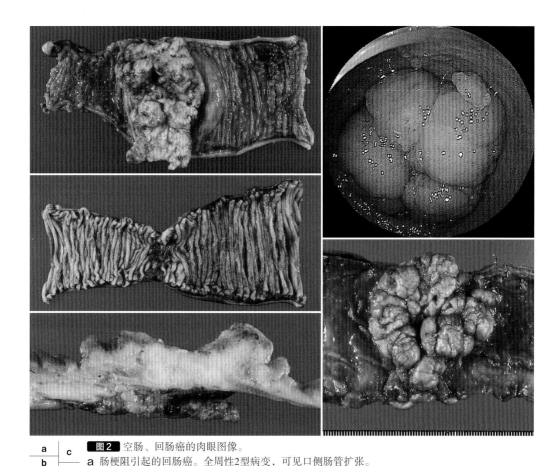

a	c
b	d
	e

图2 空肠、回肠癌的肉眼图像。

a 肠梗阻引起的回肠癌。全周性2型病变，可见口侧肠管扩张。

b 空肠癌。亚全周性的2型病变，可见全周性狭窄。

c 经肛门双球囊小肠内镜观察到的回肠癌，亚全周性1型病变。

d 和c同一病例的切除标本的肉眼图像。

e Lynch综合征的回肠高微卫星不稳定性（MSI-H）/错配修复缺陷（dMMR）癌。可以看出黏液的产生。

中分化率分别为 37%、30%，低分化率分别为 18%、37%，低分化癌的比例有高于大肠癌的倾向。印戒细胞癌占 4% 左右。如果黏液癌成分超过 50%，就被归类为黏液癌。在比较小型的病变中，癌病变的边缘和表层部可以确认腺瘤成分，虽然存在腺瘤—癌路径（**图 3b**），但不像大肠癌那么常见。也有向内分泌细胞、Paneth 细胞、扁平上皮分化的现象，但是这些都缺乏临床意义。小肠腺癌（包括十二指肠癌）中肿瘤边缘部浸润前端部的成簇形态是预后不良因素。

有报告称，Crohn 病相关的空肠、回肠癌中，管状腺癌仅占半数左右，低分化癌的比率高于散发病例，黏液癌为 11% ~ 22%，印戒细胞癌为 9.5% ~ 22%。Crohn 病相关癌症的周围 Crohn 样反应较多，促结缔组织增生的间质反应较少。另外，与癌症邻接的扁平异型增生（肉眼平坦的上皮内肿瘤）很多，在远离癌症的背景黏膜中也有半数左右的异型增生，被认为存在与大肠同样的慢性炎症—异型增生—腺癌的致癌路径。伴随着异型增生的 Crohn 病关联癌大半是肠癌。另外，在 Crohn 病相关的癌症中，有一定数量的类似于胃腺癌形态，表现为胃型

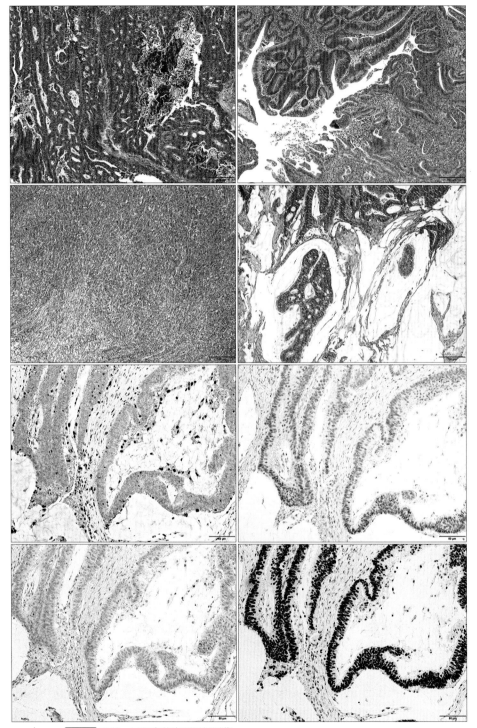

a	b
c	d
e	f
g	h

图3 空肠、回肠癌的病理组织图像。

a 中分化管状腺癌（HE染色，×100）。

b 空肠癌（HE染色，×100）。黏膜表层有腺瘤成分。

c 空肠的MSI-H/dMMR癌（HE染色，×100）。显示髓样增生，淋巴细胞浸润明显。

d~h Lynch综合征中的MSI-H/dMMR回肠癌。有丰富的黏液产生（d:HE染色，×100），MLH1阴性化（e，×200），PMS2也消失（f，×200），MSH2（g，×200）和MSH6（h，×200）仍然存在。

性状的病例，背景为胃型上皮化生，也可以推测出伴随慢性炎症经过胃型上皮化生的致癌过程。在Crohn病患的大肠全摘除后的回肠囊中，当隐窝的萎缩明显且伴有高度的包络炎时，异型增生的发生风险很高，包囊的循环很重要。Crohn病相关小肠腺癌（98%为空肠、回肠癌）的报告中，浸润前端的簇出和低分化团簇（比簇更大型的充实性胞巢）成为预后不良因素。

乳糜泻相关空肠、回肠癌中，管状腺癌最多，髓样癌的比例高达22%左右。另外，促结缔组织增生的间质反应大多较少。微卫星高度不稳定性（microsatellite instability–high，MSI–H）/错配修复缺陷（deficient mismatch repair，dMMR）和高CpG岛甲基化形态显示肿瘤内T淋巴细胞浸润丰富的例子占最多，这是乳糜泻相关的空肠、回肠癌的一大特征。

包含Lynch综合征相关癌症在内的MSI–H/dMMR小肠癌，其特征是黏液产生丰富，多表现出印戒细胞形态和髓样分化，常出现肿瘤内浸润淋巴细胞和Crohn样反应（**图3c~h**）。

免疫组织学化学特征、分子生物学特征

1.普通型腺瘤

可使正常小肠黏膜中不表达的CK7表达，正常小肠黏膜中表达的CK20阴性化。使作为肠型性状标记的CD10、CDX2、MUUC2为阳性，作为胃型性状标记的MUUC5AC和MUUC6为阴性。

2.锯齿状腺瘤

CDX2、CK20显示出弥漫性阳性。异位隐窝为CK20阴性，Ki-67指数高。被调查的2例（腺瘤1例、癌化1例）中发现β-儿茶素核内聚集和KRAS突变，大肠的TSA中六成左右的BRAF（V600E）没有突变，癌化病例显示CIMP（CpG岛甲基化表型）高。只有1例空肠癌变的报告显示MSI。

3.腺癌

和肠型腺瘤一样，有CK7阳性化和CK20阴性化的症状。Crohn病相关癌症中，CK7弥漫性阳性占55%，MUC5AC阳性82%（弥漫性阳性27%），MUC6阳性73%（弥漫性阳性9%）和胃型性状阳性病例较多。即使是散发性空肠、回肠癌，也有部分报告显示出现胃型性状的MUUC5AC（24%，42%）和MUUC6（5%，8%）。

据报道，空肠、回肠癌的基因变异按频率从高到低依次为TP53变异六成多，KRAS变异五成多，APC变异二成多，SMAD4变异二成多，PIK3CA变异一成半，ARID1A变异1.5成，BRAF变异一成左右。BRAF突变主要出现在非MSI癌中，但最常见的V600E突变几乎没有，也没有显示出与KRAS突变的互斥性。ERBB2突变在MSI癌中显著多见。Crohn病相关癌症中，TP53变异多为七成左右，APC变异占0~6%，看不到BRAF突变。

另外，在所有的小肠腺癌中MSI–H/dMMR癌的发生率较高，为20%以上，免疫检查点抑制剂治疗的效果值得期待。Lynch综合征相关的癌症大部分是MSI–H/dMMR癌。据报道，乳糜泻相关空肠、回肠癌中MSI–H/dMMR癌的发病率也很高，为57%~67%。Crohn病相关空肠、回肠癌的MSI–H/dMMR频率为0~10%，与散发病例基本相同。散发性大肠癌的MSI–H/dMMR是由MLH1甲基化和部分错配修复基因的体细胞变异产生的。MLH1甲基化引起的散发性MSI–H/dMMR大肠癌中有六成左右的BRAF突变。另一方面，MLH1甲基化在MSI–H/dMMR散发性小肠腺癌中也有很高的发病率，但BRAF突变的可能性很小，这一点与大肠癌不同。

基因突变量在10突变/Mb以上，与MSI–H/dMMR一样，作为免疫检查点抑制剂适应判定标准之一，已被美国食品药品监督管理局认可。所有小肠腺癌的TMB平均值为10.2突变/Mb，在消化器官癌中仅次于右半结肠癌。空肠、回肠癌的TMB平均值为11.3突变/Mb，TMB–high癌在空肠癌中为20%，在回肠癌中为17%。

Crohn 相关癌症有 EBV（EB 病毒）阳性癌的报告。

病理诊断（活检诊断）要点

1.肠型腺瘤

与再生异型、反应性异型的鉴别有时会成为问题。反应性病变的增生中心在腺底部，能保持表层分化。在表层看到明显的急性炎症或糜烂时怀疑反应性。另一方面，腺瘤的增生中心在表层附近，在表层部可以看到内分泌细胞和 Paneth 细胞。

2.腺癌

小肠癌的绝对数量少，转移性癌的发病率相对较高。由于胆癌、胃癌、肺癌等其他脏器癌的直接浸润和转移，上皮置换性成分会降低异型度，在肿瘤附近的非肿瘤性小肠上皮会诱导过度形成性变化和腺瘤样异型，在与原发性小肠腺癌的鉴别上常常很难。结合临床影像和器官特异性标志物等免疫组织化学染色来判断。

参考文献

[1]Klimstra DS, Nagtegaal ID, Rugge M, et al. Tumours of the small intestine and ampulla. *In* WHO Classification of Tumours Editorial Board（ed）. WHO Classification of Tumours, 5th ed. Digestive System Tumours. IARC press, Lyon, pp 111–126, 2019.

[2]Kiremitçi S, Cansız Ersöz C, Savaş B, et al. Gastric and small intestinal traditional serrated adenomas: a detailed morphologic and immunohistochemical analysis. Turk J Gastroenterol 31: 441–450, 2020.

[3]Rosty C, Campbell C, Clendenning M, et al. Do serrated neoplasms of the small intestine represent a distinct entity? Pathological findings and molecular alterations in a series of 13 cases. Histopathology 66: 333–342, 2015.

[4]国立がん研究センター希少がんセンター. 小腸がん（十二指腸がん・空腸がん・回腸がん）. https://www.ncc.go.jp/jp/rcc/about/small_intestine_cancer/index.html（2021年1月25日閲覧）.

[5]Aparicio T, Henriques J, Manfredi S, et al. Small bowel adenocarcinoma: Results from a nationwide prospective ARCAD–NADEGE cohort study of 347 patients. Int J Cancer 147: 967–977, 2020.

[6]Sakae H, Kanzaki H, Nasu J, et al. The characteristics and outcomes of small bowel adenocarcinoma: a multicentre retrospective observational study. Br J Cancer 117: 1607–1613, 2017.

[7]Halfdanarson TR, McWilliams RR, Donohue JH, et al. A single–institution experience with 491 cases of small bowel adenocarcinoma. Am J Surg 199: 797–803, 2010.

[8]Chang HK, Yu E, Kim J, et al. Adenocarcinoma of the small intestine: a multi–institutional study of 197 surgically resected cases. Hum Pathol 41: 1087–1096, 2010.

[9]Jun SY, Kim M, Jin Gu M, et al. Clinicopathologic and prognostic associations of KRAS and BRAF mutations in small intestinal adenocarcinoma. Mod Pathol 29: 402–415, 2016.

[10]Liao X, Li G, McBride R, et al. Clinicopathological and Molecular characterisation of Crohn's disease–associated small bowel adenocarcinomas. J Crohns Colitis 14: 287–294, 2020.

[11]Fields AC, Hu FY, Lu P, et al. Small bowel adenocarcinoma: Is there a difference in survival for Crohn's Versus Sporadic Cases? J Crohns Colitis 14: 303–308, 2020.

[12]Jun SY, Chung JY, Yoon N, et al. Tumor budding and poorly differentiated clusters in small intestinal adenocarcinoma. Cancers（Basel）12: 2199, 2020.

[13]Grolleau C, Pote NM, Guedj NS, et al. Small bowel adenocarcinoma complicating Crohn's disease: a single–centre experience emphasizing the importance of screening for dysplasia. Virchows Arch 471: 611–617, 2017.

[14]Whitcomb E, Liu X, Xiao SY. Crohn enteritis–associated small bowel adenocarcinomas exhibit gastric differentiation. Hum Pathol 45: 359–367, 2014.

[15]Arpa G, Grillo F, Giuffrida P, et al. Separation of low–versus high–grade Crohn's disease–associated small bowel carcinomas is improved by invasive front prognostic marker analysis. J Crohns Colitis 14: 295–302, 2020.

[16]Rizzo F, Vanoli A, Sahnane N, et al. Small–bowel carcinomas associated with celiac disease: transcriptomic profiling shows predominance of microsatellite instability–immune and mesenchymal subtypes. Virchows Arch 476: 711–723, 2020.

[17]Brcic I, Cathomas G, Vanoli A, et al. Medullary carcinoma of the small bowel. Histopathology 69: 136–140, 2016.

[18]Kumagai R, Kohashi K, Takahashi S, et al. Mucinous phenotype and CD10 expression of primary adenocarcinoma of the small intestine. World J Gastroenterol 21: 2700–2710, 2015.

[19]Schrock AB, Devoe CE, McWilliams R, et al. Genomic profiling of small–bowel adenocarcinoma. JAMA Oncol 3: 1546–1553, 2017.

[20]Hänninen UA, Katainen R, Tanskanen T, et al. Exome–wide somatic mutation characterization of small bowel adenocarcinoma. PLoS Genet 14: e1007200, 2018.

[21]Salem ME, Puccini A, Grothey A, et al. Landscape of tumor mutation load, mismatch repair deficiency, and PD–L1 expression in a large patient cohort of gastrointestinal cancers. Mol Cancer Res 16: 805–812, 2018.

[22]Wirta EV, Szeto S, Hänninen U, et al. Prognostic value of immune environment analysis in small bowel adenocarcinomas with verified mutational landscape and predisposing conditions. Cancers（Basel）12: 2018, 2020.

[23]Vanoli A, Di Sabatino A, Biancone L, et al. Small bowel Epstein–Barr virus–positive lympho–epithelioma–like carcinoma in Crohn's disease. Histopathology 70: 837–839, 2017.

大肠：增生性息肉（包括亚分类）

——结直肠增生性息肉

藤原 美奈子[1]

[1] 九州医療センター病理診断科
〒810-8563 福岡市中央区地行浜 1 丁目 8-1
E-mail：fujiwara.minako.jf@mail.hosp.go.jp

关键词　　HP　MVHP　GCHP　锯齿状结构　SSL

概念、定义

增生性息肉（hyperplastic polyp，HP）是最初于 1962 年由莫尔森作为化生性息肉介绍的，是表现为锯齿状结构的数毫米的非肿瘤性病变，好发于直肠，一直被认为没有癌变的危险性。左侧结肠及直肠多为非肿瘤性增生性病变。

《大肠癌处理规约（第 9 版）》中，作为肿瘤病变列举了增生性结节（hyperplastic nodule）和增生性（化生性）息肉［hyperplastic（metaplastic）polyp，HP］。增生性结节在肉眼上类似 HP，但组织学上缺乏上皮的锯齿状增生。HP 的的特征是随着腺管的延长和扩张，管腔侧腺管出现上皮锯齿状增生，上皮细胞在腺管全长上具有丰富的弱酸性细胞质，缺乏肿瘤性异型，增生强的部分在腺管的下半部。

另一方面，在 2019 年修订的 WHO 分类第 5 版中，根据大肠癌致癌过程中锯齿状通道的提出，HP 在组织学上被分为 MVHP（microvesicular HP）和 GCHP（goblet cell-rich HP）两种类型，由于各自的基因突变不同，所以 MVHP 和 GCHP 应该区别对待。

肉眼特征

前面提到的增生性结节、HP、MVHP、GCHP 都在组织病理学上有所区别，在肉眼上大致被认为是褪色调或白色调的平坦或扁平的隆起性病变（**图1**）。大小多为几毫米。与右侧结肠相比，在直肠和左侧结肠中更常见，根据其大小，与后述的锯齿状病变 SSA/P（无蒂锯齿状腺瘤 / 息肉）的区分方法更重要。放大内镜观察中的 pit 形态表示Ⅱ型。

病理组织学特征

HP 主要由缺乏分叉和变形的直线延长的隐窝构成，隐窝的口径在黏膜深部较小，在表层部轻度扩张，在各种程度上呈现锯齿状结构。

MVHP 由杯状细胞混合而成，主体由具有微泡状黏液的稀薄细胞质组成，隐窝内腔呈锯齿状结构（**图2**）。另一方面，GCHP 是由整个隐窝的锯齿状结构不明显而有丰富的杯状细胞构成的病变，大杯细胞的数量增加，隐窝的延长明显。表层多为轻度锯齿状构造（**图3**）。这相当于日本大肠癌处理规约中增生性结节的一部分。

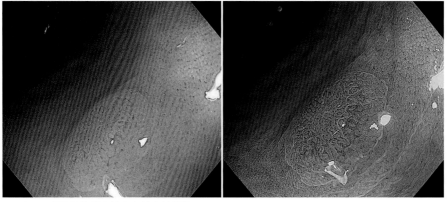

a | b

图1 增生性息肉的内镜图像。
a 普通内镜图像。被认为是白色调平坦的隆起性病变。
b NBI图像。隐窝开口的形状是锯齿状的，被认为是 Ⅱ 型pit。

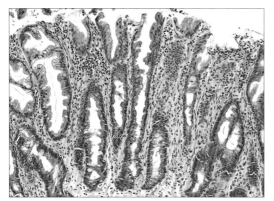

图2 MVHP的病理组织图像（HE染色，×200）。具有微泡状黏液的隐窝上皮呈锯齿状增生。也可以看到类似于胃腺窝上皮的上皮，隐窝深处的口径较小。

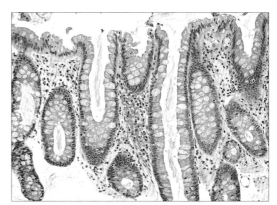

图3 GCHP的病理组织图像（HE染色，×200）。锯齿状结构不明显，由丰富的杯状细胞构成的隐窝数量略有增加。表面上仅有一点点上皮的锯齿状构造。

免疫组织化学特征、基因异常

在正常的大肠隐窝中，增殖带存在于隐窝深处，表层保持着细胞角蛋白20（CK20）阳性细胞存在的细胞增殖和分化的秩序。HP中MVHP和GCHP的增殖带和CK20阳性细胞的分布都将扩大，但仍保持分化秩序。一般认为，发生于隐窝深处的上皮细胞在表层分化为CK20阳性细胞，由于抑制细胞凋亡而使其过度积累，因此形成锯齿状结构。也就是说，无论哪个HP在隐沟深部都能看到轻度的核肿大，随着表层分化，核会变小，所以不能判定为肿瘤性。

从性状表现的观点来看，MVHP和GCHP

在胃腺窝上皮表现的MUC5AC均为阳性，杯状细胞的标记MUC2也呈阳性，因此可以认为是胃肠混合型性状。作为幽门腺和宫颈黏液细胞的标记物MUC6，虽然也有在后述的SSA/P〔WHO 分类第 5 版中的 SSL（sessile serrated lesion）〕中呈现特异性阳性的报告，但在MVHP中也经常呈现阳性，因此也不是 SSA/ P（SSL）的特异性。

综上所述，MVHP 和 GCHP 虽然在组织病理学上形态不同，但细胞分化以及性状表现是类似的，因此是否应该区别对待令人怀疑。但是，近年来发现两者的基因背景有着决定性的不同，MVHP 和 GCHP 被认为是应该区别的病变。也就是说，MVHP 是以 BRAF 基因突变为主体的病变，是一种以 BRAF 基因突变为主要病变的大肠癌的前体病变，包括与 SSA/ P（SSL）相关而发生的锯齿状通道，具有微卫星不稳定性（microsatellite instability high，MSI-H）的大肠癌。另一方面，GCHP 是以 KRAS 基因突变为主的病变，是经由 TSA（traditional serrated adenoma）癌变的微卫星稳定性（microsatellite stability，MSS）大肠癌的前体病变。

病理诊断（活检诊断）要点

MVHP 和 GCHP 的形式的区别很容易，但是说起 HP，最近无论哪本书里都刊登了 MVHP 的病理组织图像，很容易就忽略了 GCHP。

在日常的活检病理诊断中，笔者认为，即使知道不是肿瘤性上皮，也要仔细观察隐窝上皮的锯齿状结构，如果锯齿状结构在隐窝表层仅可见一点点，那么就要仔细观察隐窝整体的上皮，如杯状细胞有无生长等。在现阶段，HP 在病理组织学上很难被认为是肿瘤性病变，可能不应该立即引起临床注意，但是如上所述，MVHP 和 GCHP 两者的基因背景完全不同，笔者认为，病理医生应该在日常诊断中记录意见作为临床信息。另外，希望临床医生能够理解两者的不同，灵活运用病理诊断。

参考文献

[1]Morson BC. Some peculiarities in the histology of intestinal polyps. Dis Colon Rectum 5: 337–344, 1962.

[2]Williams GT, Arthur JF, Bussey HJ, et al. Metaplastic polyps and polyposis of the colorectum. Histopathology 4: 155–170, 1980.

[3]大腸癌研究会（編）. 大腸癌取扱い規約，第9版. 金原出版，2018.

[4]Pai RK（Rish），Makinen MJ, Rosty C. Colorectal serrated lesions and polyps. In WHO Classification of Tumours Editorial Board（eds）. WHO Classification of Tumours, Digestive System, 5th ed. IARC press, Lyon, pp 163–169, 2019.

[5]Jass JR, Whitehall VL, Young J, et al. Emergin concepts in colorectal neoplasia. Gastroenterology 123: 862–876, 2002.

[6]Sugai T, Eizuka M, Fujita Y, et al. Molecular profiling based on KRAS/BRAF mutation, methylation, and microsatellite statuses in serrated lesions. Dig Dis Sci 63: 2626–2638, 2018.

[7]林奈那，田中信治，永田信二，他. 大腸鋸歯状病変の内視鏡診断. 胃と腸 50: 1657–1666, 2015.

[8]八尾隆史. 消化管組織病理入門講座第18回—大腸: 鋸歯状病変. 胃と腸 51: 1084–1090, 2016.

[9]Torlakovic EE, Gomez JD, Driman DK, et al. Sessile serrated adenoma（SSA）vs. traditional serrated adenoma（TSA）. Am J Surg Pathol 32: 21–29, 2008.

[10]Fujita K. Hirahashi M, Yamamoto H, et al. Mucin core protein expression in serrated polyps of the large intestine. Virchows Arch 457: 443–449, 2010.

[11]Renaud F, Mariette C, Vincent A, et al. The serrated neoplasia pathway of colorectal tumors: Identification of MUC5AC hypomethylation as an early marker of polyps with malignant potential. Int J Cancer 138: 1472–1481, 2016.

[12]Owens SR, Chiosea SI, Kuan SF. Selective expression of gastric mucin MUC6 in colonic sessile serrated adenoma but not in hyperplastic polyp aids in morphological diagnosis of serrated polyps. Mod Pathol 21: 660–669, 2008.

大肠：管状腺瘤、绒毛状腺瘤

——管状腺瘤、绒毛状腺瘤

永塚 真[1]　　田中 義人　　菅井 有　　│ [1] 岩手医科大学医学部病理诊断学講座
〒 028-3695 岩手県紫波郡矢巾町医大通 2 丁目
1-1　E-mail：tsugai@iwate-med.ac.jp

关键词　**管状腺瘤**　**管状绒毛腺瘤**　**绒毛腺瘤**

概念、定义——管状腺瘤、绒毛状腺瘤是指（肿瘤发生）

关于大肠的肿瘤发生，主要的路径（腺瘤—癌序列）是从大肠腺瘤到黏膜内癌，再到进展癌。在本路径中，非肿瘤性黏膜发生 APC 基因突变而产生腺瘤，在增大腺瘤的大小和异型度时，KRAS 基因发生突变。腺瘤致癌时，TP 53 基因突变，在染色体等级方面，18q（DCC、DPC4）、8q、22q 等过敏物质发生缺失［杂合性缺失（LOH）］，进展为进展期癌。

癌前病变的大肠腺瘤（conventional colorectal adenoma）分为管状腺瘤、管状绒毛状腺瘤（tubular adenoma）、绒毛状腺瘤。三者的组织病理学诊断是根据含有的管状成分和绒毛成分的比例来分类的。在 WHO 分类中，绒毛成分的比例在 25% 以下者为管状腺瘤，25% ~ 75% 者为管状绒毛状腺瘤，75% 以上者为绒毛状腺瘤。

根据上述标准诊断的绒毛状腺瘤在日本是罕见的，发生频率较低，但在欧美则发生频率较高，约占全部大肠肿瘤的 10%。关于发生频率的差异，可以认为存在人种差异和地域差异。

管状腺瘤和绒毛状腺瘤的区别不只是绒毛成分的多少。两者在癌变时的病理组织学上的表现被认为有差异。管状腺瘤多在癌和腺瘤之间有明显的区域性，但在绒毛状腺瘤的情况下，在作为腺瘤成分的部分和浸润部分之间大多看不出异型度的差异。另外，分子病理学上的差异也很重要，据报告，在绒毛状腺瘤中，KRAS突变（在管状腺瘤中也可以看到一定频率），GNAS 变异的频率也很高。由于这种病理组织学和分子病理学上的差异，认为管状腺瘤是绒毛状腺瘤的前驱病变是不妥当的，两者应视为不同的疾病群。关于管状绒毛状腺瘤，虽然表现出了管状腺瘤和绒毛状腺瘤的中间性，但认为与管状腺瘤相近病态的例子和显示绒毛状腺瘤近似性的例子混在一起考虑比较恰当。

肉眼特征

管状腺瘤的肉眼型涉及有蒂型、无蒂型、广基型、平坦型等多种。偶尔也会合并凹陷型。绒毛腺瘤的肉眼型多为广基型，大小为 1 ~ 10cm。被大量黏液覆盖的情况也不少见，放大内镜所见大多呈现绒毛状、树枝状、脑回状的表面结构。

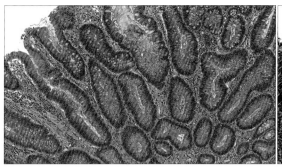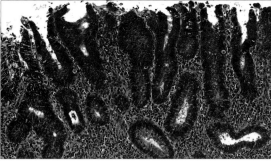

图1 低异型度管状腺瘤和高异型度管状腺瘤。
a | b
a 低异型度管状腺瘤。核在基底侧有规律地排列，多重性也不明显。N/C比很低。
b 高异型度管状腺瘤。核肿大，可见多重性。N/C比很高。

表1 低异型度腺瘤、高异型度腺瘤的鉴别

	低异型度腺瘤	高异型度腺瘤
核形态	完整	不完整
核染色质	轻度	中度~高度
核小体	小	小~大
核的多重性	很少	很多
N/C比	低	稍高
核的极性	保持	大致保持
杯细胞	有	减少
结构异型	轻度	中度

病理组织学特征

管状腺瘤在肿瘤细胞中呈纺锤形，椭圆形的肿块核在基底侧有规律地排列。核染色质稍粗，核小体不明显。核也有多层化的迹象，但位于基底侧。保持这种极性的观点在鉴别癌症方面是重要的。构成细胞由吸收细胞类似的圆柱形细胞和杯状细胞构成，随着异型度的增加杯状细胞会减少，Paneth 细胞和内分泌细胞也会混合在一起。腺瘤的异型度可以分为低异型度、高异型度。作为腺瘤以异型度划分的实际意义被认为是为了判定癌变的风险。其他判定大肠腺瘤癌变风险的因素除了上述的异型度以外，还有的大小、绒毛成分的多少（越多，癌变风险越高）。随着腺瘤的异型度增加，分子异常的积累也在增加。

关于低异型度腺瘤和高异型度腺瘤等不同类型的病理组织学的鉴别，病理医生之间也会出现偏差。在异型度的鉴别方面，核的极性（在核的基底侧的配置）、核形态、核小体、有无核染色质增加量、核的多重性、N/C 比（核/ 细胞质比）、结构异型是重要的诊断要点。最终需要综合判断。在**图1**中显示出了低异型度腺瘤和高异型度腺瘤中代表性的病理组织图像，在**表1**中列出了两者的鉴别要点。

管状绒毛状腺瘤在异型度的鉴别上与管状腺瘤没有太大差别。但是，包括绒毛状腺瘤在内的三者的鉴别，如上所述所含的绒毛成分的比例很重要。这里应该明确的是绒毛的定义。在病理组织学上是由圆柱状异型细胞构成的高腺管，从黏膜肌不伴随分支而延伸的梳状结构，具有狭窄的间质也是重要的特征。管状绒毛状腺瘤多表现为管状结构和乳头状结构。**图2**显示了管状腺瘤、管状绒毛状腺瘤、绒毛状腺瘤的典型病理组织图像。

免疫组织化学特征

大肠腺瘤中的免疫组织化学染色，始终作为 HE 染色中的形态诊断的辅助作用而使用。使用较多的是黏液性状和 Ki-67、P53。关于使用免疫组织化学染色进行黏液性状检索，管状腺瘤和管状绒毛状腺瘤的肠型性状（MUC2 或 CD10）多呈阳性，也有表示胃肠混合型（MUC2

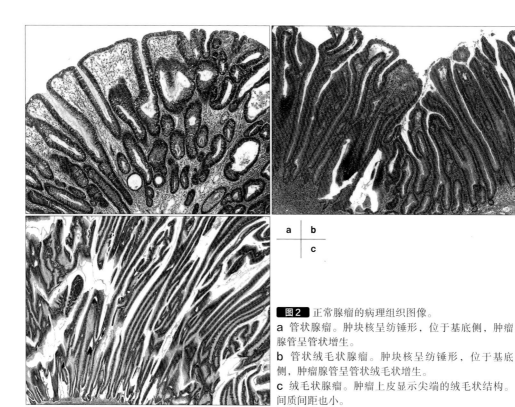

a | b

  | c

图2 正常腺瘤的病理组织图像。
a 管状腺瘤。肿块核呈纺锤形，位于基底侧，肿瘤腺管呈管状增生。
b 管状绒毛状腺瘤。肿块核呈纺锤形，位于基底侧，肿瘤腺管呈管状绒毛状增生。
c 绒毛状腺瘤。肿瘤上皮显示尖端的绒毛状结构。间质间距也小。

和 MUC5AC 双方均呈阳性）的情况。*Ki*-67 阳性细胞的分布有助于鉴别是腺瘤还是癌，阳性细胞呈上移的情况是腺瘤，呈弥漫性分布的情况是癌。另外，如果表现出左右不对称性下移，则与本文所述的腺瘤是不同系列的病变，但无蒂锯齿状病变是鉴别的对象。*P53* 被认为对高异型度腺瘤和癌的鉴别有帮助，在肿瘤细胞中出现过度表现时通常被诊断为癌。

病理诊断（活检诊断）要点

关于普通型腺瘤的活检诊断，如前所述，以核异型和结构异型的诊断为基础，进行腺瘤还是癌的诊断。从黏膜表层到 200μm 左右的异型上皮，由于粪块等引起的机械性刺激和缺血，会对异型度进行二次修饰，使异型度得到较高评价，所以需要注意。另外，内镜医生需要注意的是，活检标本只有几毫米左右的组织片，不能反映病变的所有病理组织图像。在由多个不同类型区域构成的病变中，有时也只有一部分活检组织被采集。另外，活检标本与内镜的切除标本和外科的切除标本不同，也有组织被斜切或水平切制成标本的情况，其病变的实际诊断可能会变得困难。内镜医生不要盲目地进行活检，在进行活检的时候，也要注意从表现病变特征的适当部位进行活检。另外，请注意，在病理诊断委托书上必须详细注明详细的内镜检查及其病变中，哪些部分怀疑是癌或腺瘤，哪些部分进行了活检。

参考文献
[1]Fearon ER, Vogelstein B. A genetic model for colorectal tumorigenesis. Cell 61: 759–767, 1990.
[2]Vogelstein B, Fearon ER, Hamilton SR, et al. Genetic alterations during colorectal tumor development. N Engl J Med 319: 525–532, 1988.
[3]Yashiro M, Carethers JM, Laghi L, et al. Genetic pathways in the evolution of morphologically distinct colorectal neoplasm. Cancer Res 61: 2676–2683, 2001.
[4]Clouston D, Walker NI. Polyps and tumor like lesions of the large intestine. In Shepherd NA, Warren BF, Williams GT, et al（eds）. Morson and Dawson's Gastrointestinal Pathology, 5th ed. Wiley-Blackwell, Hoboken, pp 647–684, 2013.
[5]Hamilton SR, Sekine S. Conventional colorectal adenoma. *In*

WHO classification of tumours editorial board（eds）. WHO classification of Tumours, Digestive System, 5th ed. IARC press, Lyon, pp 170−173, 2019.

[6]藤井隆広，池松弘朗，藤盛孝博. 大腸villous tumorの定義と問題点—traditional serrated adenomaとの対比. Intestine　15: 507−515, 2011.

[7]Yamada M, Sekine S, Ogawa R, et al. Frequent activating GNAS mutations in villous adenoma of the colorectum. J Pathol　228: 113−118, 2012.

[8]Kubota O, Kino I. Minute adenomas of the depressed type in familial adenomatous polyposis of the colon. A pathway to ordinary polypoid adenomas. Cancer　72: 1159−1164, 1993.

[9]大腸癌研究会（編）. 大腸癌取扱い規約，第9版. 金原出版，pp 56−92, 2018.

[10]Sugai T, Habano W, Uesugi N, et al. Molecular validation of modified Vienna classification of colorectal tumors. J Mol Diagn　4: 191−200, 2002.

[11]Eizuka M, Sugai T, Habano W, et al. Molecular alterations in colorectal adenomas and intramucosal adenocarcinomas defined by high−density single−nucleotide polymorphism arrays. J Gastroenterol　52: 1158−1168, 2017.

[12]岩下明徳，飯田三雄，岩下俊光. 大腸villous tumorの病理診断—生検診断，癌化の問題を含む. 胃と腸　21: 1303−1316, 1986.

[13]菅井有，永塚真，上杉憲幸. 大腸腺腫の組織分類と癌との鑑別. 病理と臨　34: 1026−1034, 2016.

[14]味岡洋一. 大腸の生検標本の読み方—上皮性腫瘍病変（IBD非随伴例）. G.I.Res　15: 228−234, 2007.

无蒂锯齿状腺瘤／息肉

——无蒂锯齿状腺瘤／息肉

津山　翔[1]　　　八尾　隆史[2]　　　村上　敬

[1] 順天堂大学医学部人体病理病態学
　〒 113-8421 東京都文京区本郷 2 丁目 1-1
　E-mail : s-tsuyama@juntendo.ac.jp ;
　　　tyao@juntendo.ac.jp
[2] 順天堂大学大学院医学研究科人体病理病態学
[3] 同　消化器内科学講座

关键词　SSA/P　SSA/P with CD　SSL　HP　锯齿状路径（serrated pathway）

概念、定义

Torlakovic 等于 1996 年发现 HP（增生性息肉）中存在合并癌的亚型，并于 2003 年提出 SSA（无蒂锯齿状腺瘤）这一名称。SSA 中包含的腺瘤这个用语和病理组织图像的实际情况不一致，也就是说，虽然承认了核肿大，但是由于其肿大不均匀，在病理形态学上难以识别是否是肿瘤，所以以无蒂锯齿状息肉，无蒂息肉伴异型增生，非典型增生性息肉等名称进行了报告。这些病变在 WHO 分类 2010 中以 SSA/P（无蒂锯齿状腺瘤／息肉）的形式实现了术语的统一化。

在日本，SSA/P 被定义为"不能判定为明显肿瘤的锯齿状病变，在病变的 10% 以上的区域内有：①隐窝扩张；②隐窝不规则分支；③隐窝底部水平变形（倒 T 字、L 字形）中的两个因素以上"。

WHO 分类 2019 中，SSA/P 被替代，被赋予了 SSL（无蒂锯齿状病变）这个新名称，但是作为这个诊断基准，明确的认为"隐窝底部的水平方向至少有 1 个腺管变形即可"。需要注意的是，与日本的 SSA/P 标准不同，不能同义。例如，只有隐窝扩张及隐窝不规则分支的病变可以诊断为 SSA/P，但不能诊断为 SSL。另外，如果隐窝底部有变形，但不足病变全体的 10%，会被诊断为 SSL，但不能被诊断为 SSA/P 而被包含在 HP 中。以下，将按照《大肠癌处理规约（第九版）》的定义来叙述 SSA/P。

肉眼特征

SSA/P 顾名思义是一种"无蒂"的广基性息肉病，其特征是多见于老年女性的右半结肠，呈现出褪色～正色调的表面隆起（0-Ⅱa 型）或广基性（0-Ⅰs 型），边界不明，表面多附着被称为黏液帽的黏液。

放大内镜检查的特征是，在内镜的靛胭脂红色素染色上可以看到被称为"Ⅱ$_o$型"的 pit 形态结构，该部位在图像强调内镜检查中除了在表面观察到被称为暗点的褐色的小孔之外，还报告了被称为扩张分支血管的黏膜表层的扩张血管对诊断有效。

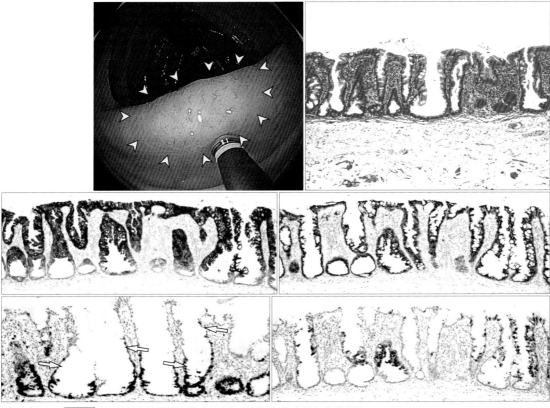

图1 SSA/P的内镜图像以及病理组织学所见、免疫组织化学所见。

a	b
c	d
e	f

a 普通内镜图像。是正色调的表面隆起性病变（黄箭头）。

b HE染色强放大图像。随着内腔扩张的锯齿形隐窝的增生，在隐窝深度处发现扩张，水平变形，不规则分支。

c CK20。不仅在表层，在深层也能看到阳性图像（发育不良）。

d MUC2。可以看到作为肠型性状标记的MUC 2共阳性细胞。

e Ki-67。在隐窝上皮内可以看到左右不对称的阳性图像（异常增殖）。黄色箭头指的是MB-1阳性细胞的最上部。

f MUC5AC。可以看到作为胃型性状标记的MUC5AC和MUC 2共阳性细胞.

SSA/P伴细胞异型增生（CD）的诊断多伴随着发红、段状的隆起，（亚）有蒂性，多伴有凹陷。

组织病理学特征

构建SSA/P病理组织图像的本质变化是上皮锯齿状化和隐窝的区分异常，从当时列举的几个特征性病理组织学的见解中，前面提到的3个观点被认为很重要。并且，认为将这些中有2个以上的作为SSA/P是妥当的，制定了诊断标准（**图1**）。

如果发现SSA/P有明显的区域性病变，表明SSA/P有异型，就诊断为SSA/P with CD（**图2**）。在SSA/P和管状腺瘤并存的情况下也可以看到BRAF突变，因此为了区别于"散发性"管状腺瘤（通常是KRAS突变），使用这样的术语是有意义的。另外，SSA/P with CD在日本的标准中还包括黏膜内癌。

SSA/P的癌变率报告为0.9% ~ 3.2%，与松田等的全大肠息肉7.5%的癌变率（1407/18705病变）相比较低。但是，即使大小小于10mm，也有可能并发异型增生 / 癌

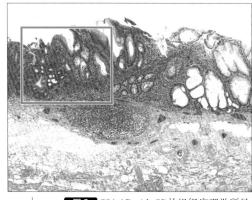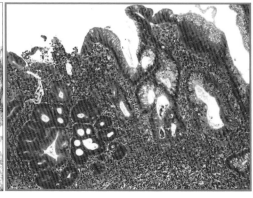

图2 SSA／P with CD的组织病理学所见。
a HE染色弱放大图像。右半边发现SSA/P和边界清晰的病变。
b a的绿色框部强放大图像。发现了伴随着核肿大和结构异型的细胞异型，是相当于高异型度腺瘤～高分化腺癌的病变。

（40.6%），浸润癌的情况下，淋巴结转移率高（29%），同时多并发黏液癌，有这样的特征，恶性程度高于普通型腺瘤，这一点需要引起足够的重视。另外，WHO分类2019表示，很难将异型增生分为高级别和低级别，也没有必要。

另外，SPS（锯齿状息肉病综合征）的病变也广为人知，在WHO分类2019中：①在直肠附近（结肠）存在至少5个5mm以上的锯齿状息肉以及至少2个以上超过10mm的息肉；②不论大肠的哪个部位，都有20个以上锯齿状息肉，至少有5个以上存在于直肠附近（结肠）。至少具有以上其中1个标准。Yao等在2000年报告了呈锯齿状的结肠癌病例，但该病变重新评估后认为是锯齿状息肉病的癌变病例。另外，目前已知部分SPS的RNF43基因突变。

免疫组织化学特征、基因异常

如上所述，在SSA/P中，隐窝的区分异常是其本质，*Ki*-67阳性细胞呈左右不对称性分布，在表层以外的部位也可以看到向CK20阳性的上皮（表层上皮）分化的发育不良。另外，MUC2和MUC5AC均呈阳性的混合型性状是其特征（**图1**）。另外，已知CD10阴性，ANXA10阳性。

在SSA/P with CD中，虽然作为错配修复

基因的MLH1消失了，但是需要注意的是，所有的异型增生病例都不会显示MLH1消失。一般用于鉴别肿瘤性病变的*P53*的阳性率较低（14%），另外，虽然有β-catenin在核内表现和*P16*消失的报告，但其灵敏度不高。

SSA/P的分子异常有BRAF突变（对发生很重要）、MSI（微卫星不稳定）和CIMP（CpG岛甲基化表型），APC突变几乎没有。SSA/P被分类为锯齿状通道或BRAF通路，SSA/P大多会发展成MSI型癌，但也有报告指出，部分SSA/P中也有MSS（微卫星稳定）型的癌化病例。

病理诊断（活检诊断）要点

在SSA/P中，虽然有核肿大，但是没有能判定为肿瘤性的细胞异型，所以和TSA（传统型锯齿状腺瘤）有区别，因为呈现了结构异型，所以和HP也有区别。SSA/P和HP中也存在不能明确分类的内容，此前一直作为锯齿状的病灶记载为不满足SSA/P的诊断标准，但今后建议将满足SSL标准的内容记载为SSL。

包括确定诊断或怀疑在内，在没有采集黏膜肌层（深度），不能从表层到黏膜深部（方向性）观察的活检标本中，进行SSA/P的诊断可以说是困难的。SSA/P with CD的时候，有报告说MLH1的消失在活检标本中也可以检测

出来。

参考文献

[1]Torlakovic E, Snover DC. Serrated adenomatous polyposis in humans. Gastroenterology 110: 748–755, 1996.

[2]Torlakovic E, Skovlund E, Snover DC, et al. Morphologic reappraisal of serrated colorectal polyps. Am J Surg Pathol 27: 65–81, 2003.

[3]Bosman FT, Carneiro F, Hruban RH, et al（eds）. WHO Classification of Tumours of the Digestive System, 4th ed. IARC press, Lyon, 2010.

[4]大腸癌研究会（編）. 大腸癌取扱い規約，第9版. 金原出版，2018.

[5]WHO Classification of Tumors Editorial Board（eds）. WHO Classification of Tumours, Digestive System Tumours, 5th ed. IARC press, Lyon, 2019.

[6]Yamada M, Sakamoto T, Otake Y, et al. Investigating endoscopic features of sessile serrated adenomas/polyps by using narrow–band imaging with optical magnification. Gastrointest Endosc 82: 108–117, 2015.

[7]Murakami T, Sakamoto N, Ritsuno H, et al. Distinct endoscopic characteristics of sessile serrated adenoma/polyp with and without dysplasia/carcinoma. Gastrointest Endosc 85: 590–600, 2017.

[8]Torlakovic EE, Gomez JD, Driman DK, et al. Sessile serrated adenoma（SSA）vs. traditional serrated adenoma（TSA）. Am J Surg Pathol 32: 21–29, 2008.

[9]Chino A, Yamamoto N, Kato Y, et al. The frequency of early colorectal cancer derived from sessile serrated adenoma/polyps among 1858 serrated polyps from a single institution. Int J Colorectal Dis 31: 343–349, 2016.

[10]Lash RH, Genta RM, Schuler CM. Sessile serrated adenomas: prevalence of dysplasia and carcinoma in 2139 patients. J Clin Pathol 63: 681–686, 2010.

[11]Murakami T, Sakamoto N, Nagahara A. Clinicopathological features, diagnosis, and treatment of sessile serrated adenoma/polyp with dysplasia/carcinoma. J Gastroenterol Hepatol 34: 1685–1695, 2019.

[12]Matsuda T, Kawano H, Hisabe T, et al. Current status and future perspectives of endoscopic diagnosis and treatment of diminutive colorectal polyps. Dig Endosc 26（Suppl 2）: 104–108, 2014.

[13]Yao T, Nishiyama K, Oya M, et al. Multiple 'serrated adenocarcinomas' of the colon with a cell lineage common to metaplastic polyp and serrated adenoma. Case report of a new subtype of colonic adenocarcinoma with gastric differentiation. J Pathol 190: 444–449, 2000.

[14]Fujita K, Hirahashi M, Yamamoto H, et al. Mucin core protein expression in serrated polyps of the large intestine. Virchows Arch 457: 443–449, 2010.

[15]Gonzalo DH, Lai KK, Shadrach B, et al. Gene expression profiling of serrated polyps identifies annexin A10 as a marker of a sessile serrated adenoma/polyp. J Pathol 230: 420–429, 2013.

[16]Bettington M, Walker N, Rosty C, et al. Clinicopathological and molecular features of sessile serrated adenomas with dysplasia or carcinoma. Gut 66: 97–106, 2017.

[17]Murakami T, Akazawa Y, Yatagai N, et al. Molecular characterization of sessile serrated adenoma/polyps with dysplasia/carcinoma based on immunohistochemistry, next–generation sequencing, and microsatellite instability testing: a case series study. Diagn Pathol 13: 88, 2018.

[18]Shia J, Stadler Z, Weiser MR, et al. Immunohistochemical staining for DNA mismatch repair proteins in intestinal tract carcinoma: how reliable are biopsy samples? Am J Surg Pathol 35: 447–454, 2011.

大肠：锯齿状腺瘤

——传统型锯齿状腺瘤

关根 茂树[1]　　　张 萌琳[1-2]　　　桥本 大辉[1]
斎藤 丰[2]

[1] 国立がん研究センター中央病院病理诊断科
〒 104-0045 東京都中央区築地 5 丁目 1-1
E-mail : ssekine@ncc.go.jp
[2] 同　内视镜科

关键词　狭缝状锯齿　异位隐窝　前驱病变　MAPK 信号路径　WNT 信号路径

概念、定义

锯齿状腺瘤（traditional serrated adenoma，TSA）是在 WHO 分类中，与增生性息肉（hyperplastic polyp）、SSL（无柄锯齿状病变）一起被归类为锯齿状病变的大肠息肉。普遍被认为是左侧结肠的有蒂性和亚蒂性的息肉，其主要病理组织学特征是：①裂隙样的锯齿状变化（slit-like serration）；②具有梭型核的肿瘤细胞，伴丰富的嗜酸性细胞质和假复层；③灶状隐窝异常（ectopic crypt formation）。这是一种比较罕见的息肉，发生概率在全部大肠息肉的 1% 以下。

肉眼特征

大多数 TSA 是发红的有蒂性、亚蒂性的隆起性病变。好发于左侧结肠，常表现为珊瑚状或松果状的特征性形态（**图 1a**）。另一方面，右侧结肠发生的病变常常被认为是隆起高度较低的病变（**图 2a**）。有时会呈现两层隆起的形态，在这种情况下，通常高度较低的成分相当于增生性息肉、SSL 等疾病的前驱病变。

病理组织学特征

上述 3 个病理组织学特征对于病理诊断非常重要。裂隙样的锯齿状变化（slit-like serration）与非肿瘤小肠上皮所见的狭窄缝隙相似，与增生性息肉和 SSL 所见的锯齿状变化有所区别（**图 2b，c**）。另外，具有强嗜酸性的细胞质和具有轻度假复层的梭型核的高圆柱状肿瘤细胞是其特征（**图 1c，2b**）。在日本，TSA 被归类为具有肿瘤性异型的病变，但是因为具有这种特征性的细胞几乎没有增殖能力，所以不认为其是肿瘤性异型的意见在国外也很普遍。

另一个特征性的组织病理学观点是异位隐窝的形成（**图 1c**）。大肠黏膜本来的增生带位于黏膜固有层深部的腺底部，不过，具有增殖能力的隐窝的构造从黏膜的中层到表层都有分布。在 WHO 分类中，异位隐窝适合平坦隆起型的 TSA，被认为对其病理诊断不是必要的条件。大部分 TSA 的杯状细胞数量较少，但具有丰富杯状细胞的 goblet cell-rich TSA 作为亚型。

作为前驱病变，20% ~ 30% 的患者存在增

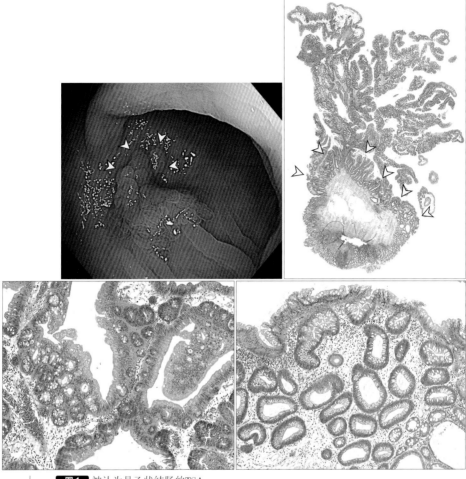

图1 被认为是乙状结肠的TSA。

a	b
c	d

a 内镜图像。珊瑚状的亚有蒂性隆起性病变，伴随着底部呈分叶状的高度较低的隆起（黄箭头）。

b 病理组织图像。绒毛状的高隆起性病变的基部伴随着平坦隆起成分（黄箭头）。

c 高隆起部分是典型的TSA表现，主要是由具有特征性的嗜酸性胞体的肿瘤细胞组成，可以看到许多异位隐窝。

d 基底部的低隆起成分由浅锯齿状腺瘤构成。由局限于表层部的锯齿状变化和深部的腺瘤样腺管组成。

生性息肉（微泡增生性息肉）和SSL并存。另外，近年来，作为大肠息肉新的组织型而被提出的SuSA（浅表锯齿状腺瘤），其并存被认为是远端结肠产生的TSA的一种情况（**图1b，d**）。

免疫组织化学特征

在TSA的诊断中，HE染色所见的特征性病理组织图像很重要，在鉴别诊断中免疫组织化学染色的实用性却很低。但是，可以通过Ki-67等的表达来显示异位隐窝肿瘤细胞的增殖能力。另外，在相当于黏膜癌或浸润癌的成分中，P53的过表达较高。在具有BRAF变异的病变中，腺癌成分中P16的过表达较高。错配修复蛋白质则作为保留意见。

基因异常

大多数病变具有与MAPK（丝裂原活化蛋白激酶）和WNT通路相关的基因异常。对于

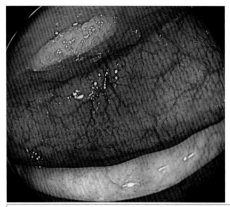

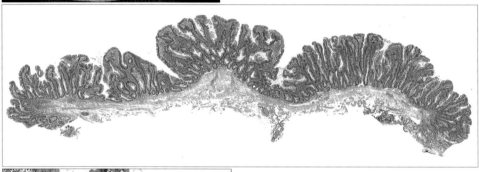

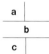

a

b

c

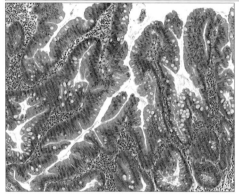

图2 被认为是上行结肠的TSA。
a 内镜图像。是平坦隆起型的病变。
b 病理组织图像。是伴随分叶状结构的低隆起性病变。
c 放大图像。以具有特征性嗜酸性细胞的肿瘤细胞为主体，可以看到杯细胞的混合。狭缝状锯齿很明显，但几乎不存在异位隐窝。

与 MAPK 路径相关的基因异常，BRAF、KRAS 的激活型变异占了大半。与 WNT 途径相关的基因变异中，RSPO 融合基因（主要是 PTPRK-RSPO3 融合）和 RNF43 灭活型变异较多，其次是 10% 左右的 APC 灭活型变异。MAPK 通路、WNT 通路的变异相互关联，具有 BRAF 变异的病变多伴有 RNF43 变异，而具有 KRAS 变异的病变多伴有 RSPO 融合。

各种基因变异与临床病理学特征、组织病理学特征的相关性被认可，特别是有关 MAPK 通路的 KRAS、BRAF 变异的报告有很多。伴随右侧结肠产生的病变、增生性息肉或伴随 SSL 的病变多具有 BRAF 变异。另外，伴随 SuSA 的病变大部分都有 KRAS 变异及 RSPO 融合。有报告指出，与组织图像相关的 BRAF 变异，具有 RNF43 变异的病变是 slit-like serration，但是具有 RSPO 融合的病变是异位隐窝突出，这表明在 TSA 的形态多样性背景中涉及分子异常的多样性。

TSA 的发生和癌变过程与错配修复异常无关。另外，具有 BRAF 变异的病变多表现为 CpG island 甲基化性状（CpG island methylator phenotype）。

病理诊断要点

多数 TSA 根据其特征性的病理组织图像诊断比较容易，但上述 3 个病理组织学特征都不是 TSA 的特异性，也可以作为其他息肉的部分图像。另一方面，由于在何种程度的领域内这些意见被认可才应该被认定为 TSA，目前还没有达成广泛共识的标准，所以不得已会留下在鉴别方面意见不一致的病例。常与 TSA 鉴别的问题病变有伴异型增生的 SSL，以及伴有锯齿状变化和异位隐窝的管状绒毛腺瘤。

参考文献

[1]Pai RK, Makinen MJ, Rosty C. Colorectal serrated lesions and polyps. *In* WHO Classification of Tumours Editorial Board （ed）. WHO Classification of Tumours, Digestive System Tumours, 5th ed. IARC press, Lyon, pp 163–169, 2019.

[2]Bettington M, Walker N, Rosty C, et al. Critical appraisal of the diagnosis of the sessile serrated adenoma. Am J Surg Pathol 38: 158–166, 2014.

[3]Bettington ML, Walker NI, Rosty C, et al. A clinicopathological and molecular analysis of 200 traditional serrated adenomas. Mod Pathol 28: 414–427, 2015.

[4]Sekine S, Yamashita S, Yamada M, et al. Clinicopathological and molecular correlations in traditional serrated adenoma. J Gastroenterol 55: 418–427, 2020.

大肠：乳头腺癌、管状腺癌（高分化、中分化）

——结直肠乳头状腺癌 / 管状腺癌

藤原 美奈子[1]

[1] 九州医療センター病理診断科
〒 810-8563 福岡市中央区地行浜 1 丁目 8-1
E-mail：fujiwara.minako.jf@mail.hosp.go.jpKey

关键词　　乳头状结构　管状结构　筛状结构　胞巢形成　腺瘤内癌

概念、定义

　　大肠癌是大肠原发的肿瘤，以大肠黏膜的隐窝上皮发生的腺癌（adenocarcinoma）为主。在大肠发生的恶性上皮性肿瘤中，94.6% 为腺癌，其中高分化腺癌和中分化腺癌所占的比例为 94.4%。根据《大肠癌处理规约（第九版）》，腺癌（adenocarcinoma）被定义为组织学上由乳头构造和腺管构造，或由黏液构造的癌细胞构成的恶性肿瘤。另外，根据规则中癌组织的分化程度，根据腺管形成的程度，即结构异型度，分为高分化、中分化、低分化，癌细胞的细胞异型度不受限制。乳头状腺癌（papillary adenocarcinoma，pap）、管状腺癌（tubular adenocarcinoma，tub）因其结构异型度被视为高分化或中分化腺癌。

肉眼特征

　　根据前述规约大肠癌的肉眼分型，从 0 型：浅表型开始，到 5 型：不可分类类型，共分为 6 型。大肠癌和胃癌不同，比起 0-Ⅱc 型或 4 型浅陷或平坦的浸润型，大多表现为 0-Ⅰs、Ⅰsp、Ⅰp 型或 1 型，2 型等隆起型~肿瘤型或伴随环堤的溃疡局限型等肉眼型（**图1**）。0-Ⅰs、Ⅰsp、Ⅰp 型等隆起型病变，肿瘤直径小且伴有腺瘤成分的情况也不少。

组织病理学特征

　　pap 主要由柱状上皮和立方上皮组成，呈乳头状结构，其中包括绒毛结构和锯齿状结构的癌等。乳头状结构作为病理总论，是以管径狭窄的纤维血管间质为轴，在其周围排列柱状上皮和立方上皮的结构的表达，笔直延伸的结构的前端呈圆形。在大肠癌中，显示这种纯乳头状结构的不多，常常混杂着尖端尖的绒毛状结构，管状结构和锯齿状结构（**图2a，b**）。构成癌细胞的细胞异型度从长圆形浓染核的低异型度到高异型度不等（**图2c**）。

　　由清晰的大管状结构构成的管状腺癌被认为是高分化管状腺癌（well differentiated type；tub1），由筛状结构和中~小型管状结构构成的管状腺癌被认为是中分化管状腺癌（moderately differentiated type；tub2）。

　　tub1 基本上管状结构清晰，从形状简单到扩张显著，有一些畸变和分支异常的病变占多数。业内认为即使部分含有乳头状结构，但大

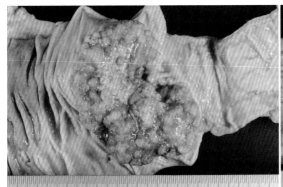 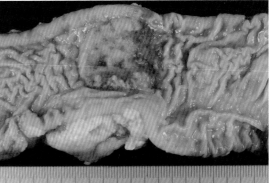

a | b **图1**

　　a 盲肠、肿瘤型（1型）病变、福尔马林固定后的病理图像。形成一个高大的不平整肿瘤，表面可见大小不一的结节。表面虽有黏液产生，但形成结节的肿瘤组织呈现乳头状～绒毛状结构（**图2a，c**）。
　　b 乙状结肠，溃疡局限型（2型）病变。福尔马林固定后的病理图像。有边界清晰的环堤，病变中央形成溃疡。组织类型为中分化管状腺癌（**图4**）。

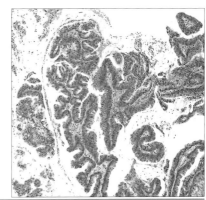

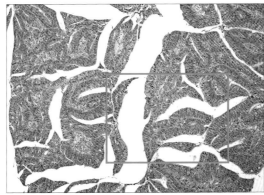 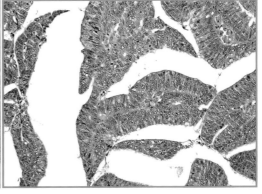

a | b | c

图2 乳头状腺癌的HE染色图像。

　　a 肿瘤细胞以细纤维血管性间质为轴增殖。前端略呈圆形，可以发现部分无轴的微小乳头状结构（×100）。
　　b 以细纤维血管性间质为轴的异型上皮增殖是一致的，但是，尖端细而疑似的绒毛状结构和管状结构也混在一起（×100）。
　　c b的绿色框部放大图像（×200）。肿瘤细胞的核肿大变圆，核边缘变深，核染色质粗糙，显示出高度细胞异型。

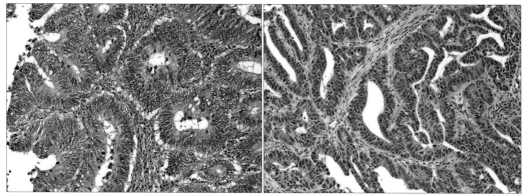

图3 管状腺癌，高分化（tub1）的HE染色图像（×200）。

a 肿瘤细胞形成非常密集增生的形状不整的腺管，腺管和腺管之间有纤维性间质反应，腺管之间没有结合倾向。

b 显示形状不整的腺管结构，部分可观察乳头状结构，但腺管之间的结合不明显。

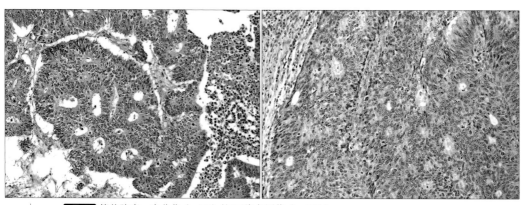

图4 管状腺癌，中分化（tub2）的HE染色图像（×200）。

a 肿瘤腺管相互结合，呈现筛状结构。

b 腺管的形状模糊，有时可见巢状，但腺管的结构勉强可见。

部分病变被管状结构占据，则被认为是tub1（**图3**）。tub2虽也呈管状结构，但腺管与腺管的结合倾向较强，管状结构有明显的变形和筛状结构，部分也有胞巢形成（**图4**）。

众所周知，癌在浸润的同时会发生异型度的变化，从高分化到低分化，大肠癌也是如此，tub1多为黏膜内癌等早期癌症，随着肿瘤直径的增大，向黏膜下层渗透，中分化腺癌的比例越来越高。

免疫组织化学特征、基因异常

大肠癌与组织分型无关，由于免疫组织化学染色多表现出细胞角蛋白20（CK20）阳性，细胞角蛋白7（CK7）阴性，编码肠道特异性转录因子的同源框基因CDX2在99%的大肠癌中呈阳性，因此这些抗体在原发不明癌症的日常诊断中，经常被用于查找原发病灶。

关于大肠癌致癌的基因异常，根据WHO分类第5版，阐明了以下3种途径：第一种是参与APC基因、KRAS基因、TP53基因变异等的染色体不稳定途径（占全部大肠癌的84%）；第二种是错配修复基因MLH1基因、MSH2基因变异的MSI高突变途径（占全部大肠癌的13%）；第三种是与具有校正DNA复制错误修复功能的 POLE 基因变异有关的超突变途径（占全部大肠癌的3%）。作为在组织学上与这些途径紧密结合的形态，虽然有很多关于 MSI 超突变途径和锯齿状结构和髓状癌形态的报告，但是无论哪一种情况都在不同程度上在病变中包含 pap 和 tub 的结构，对于基因异常和组织形态变化的关联性的阐明今后会有更多的研究。

病理诊断（活检诊断）要点

pap 和 tub 有时需要与腺瘤进行鉴别，但笔者认为，通过观察核的肿大、圆形化、核极性紊乱等，特别是着眼于核所见的变化，诊断比较容易。

在活检诊断中应注意的是，不要忽略腺瘤内癌的活检组织中所包含的癌组织。因为在活检组织中癌细胞含量较少时容易被忽略，所以如果发现少量异型度高的组织，首先要注意制作 1 片以上的标本深度切片，最好是进行连续切片，仔细观察。在许多剖面上观察标本是一项很枯燥的工作，但却是防止遗漏最廉价、最有效的工作。通过找到腺瘤和癌之间清晰的细胞异型度的边界，腺瘤内癌的诊断变得容易。

反之，如果边界不清楚，对癌症的诊断要慎重。在难以辨别腺瘤和癌症的界限的情况下，因为在上述大肠癌的基因背景下，监测 TP53 基因变异被广泛认可，进行 *P53* 和 *Ki*–67 免疫组织化学染色也许也可能是一种解决办法。

参考文献
[1]大腸癌研究会（編）. 大腸癌取扱い規約，第9版. 金原出版，2018.
[2]大腸癌研究会. Multi–Institutional Registry of Large Bowel Cancer in Japan（Vol. 33, Cases treated in 2007）. http://www.jsccr.jp/registration/pdf/Vol_33.pdf（2021年1月12日閲覧）.
[3]池上雅博. 乳頭腺癌・管状腺癌. 八尾隆史，藤盛孝博（編），腫瘍病理鑑別診断アトラス刊行委員会（監）. 腫瘍病理鑑別診断アトラス—大腸癌. 文光堂，pp 45–51, 2011.
[4]Moll R, Löwe A, Laufer J, et al. Cytokeratin 20 in human carcinomas. A new histodiagnostic marker detected by monoclonal antibodies. Am J Pathol 140: 427–447, 1992.
[5]Werling RW, Yaziji H, Bacchi CE, et al. CDX2, a highly sensitive and specific marker of adenocarcinomas of intestinal origin: an immunohistochemical survey of 476 primary and metastatic carcinomas. Am J Surg Pathol 27: 303–310, 2003.
[6]Nagtegaal ID, Arends MJ, Salto–Tellez M. Colorectal adenocarcinoma. *In* WHO Classification of Tumours. Editorial Board（eds）. WHO Classification of Tumours, Digestive System, 5th ed. IARC press, Lyon, pp 177–187, 2019.
[7]Arends MJ. Pathways of colorectal carcinogenesis. Appl Immunohistochem Mol Morphol 21: 97–102, 2013.
[8]Müller MF, Ibrahim AE, Arends MJ. Molecular pathological classification of colorectal cancer. Virchows Arch 469: 125–134, 2016.

低分化腺癌（包括印戒细胞癌）

—— 低分化腺癌，包括印戒细胞癌

新井 富生[1]

[1] 東京都健康長寿医療センター病理診断科
〒 173-0015 東京都板橋区栄町 35-2
E-mail : arai@tmig.or.jp

关键词　　充实型低分化腺癌　　非充实型低分化腺癌　　浸润性微乳头状癌　　印戒细胞癌

概念、定义

低分化腺癌是指腺癌中管腔形成不明显的癌，或无腺管形成但细胞内黏液呈阳性的癌。但是，如果肿瘤细胞存在以下表现：①表现为印戒细胞形态；②印戒细胞癌约占肿瘤的 1/2 以上；③腺管形成不明确；④黏液的产生部位在肿瘤的 1/2 以下；⑤排除其他器官印戒细胞癌（特别是胃癌）的转移。符合以上诊断标准的肿瘤被分类为印戒细胞癌。另外，即使是缺乏管腔形成的低分化腺癌范畴的肿瘤，也要将表现出髓样癌、内分泌细胞癌特征的肿瘤排除在外。另外，肿瘤即使缺乏管腔形成、进入低分化腺癌范畴，只要显示出髓状癌、内分泌细胞癌特征，都应从低分化腺癌中排除。低分化腺癌根据癌细胞的形态分为充实型（por1）和非充实型（por2）。

通常，大肠低分化腺癌包含髓样癌。但是，髓样癌在 WHO 分类第 3 版（2000 年）和《大肠癌处理规约（第 8 版）》（2013 年）中被分类为一个独立的组织型，从而被排除在低分化腺癌之外。因此，即使同样是"低分化腺癌"这个术语，其病理的理解也随着时代变化而变

化。但是，基于新规约分类的低分化腺癌的理论还不充分，研究显示大肠癌的报告认为多少含有髓样癌。

低分化腺癌的频率在全国调查中为 2.9% ~ 3.6%，发生在右半结肠多见。发病年龄段从年轻人到老年人广泛分布。与其他分化型腺癌相比，低分化腺癌的淋巴结转移率较高。5 年存活率低于其他分化型腺癌。

印戒细胞癌极为罕见，占全部大肠癌的 0.24%。平均年龄在 54 ~ 58 岁之间，年龄分布为 6 ~ 89 岁，发病年龄比其他组织类型年轻。发病部位多在直肠，右半结肠也会发生。多数病例确诊时已出现淋巴结转移、腹膜播散。即使施行根治性切除，预后也极其不良，5 年生存率与其他组织类型相比最低。

肉眼特征

低分化腺癌的肉眼型是 2 型、3 型（**图 1**），占全部的 80% 左右，与其他分化型癌相比，3 型的频率较高。4 型并不多。印戒细胞癌的肉眼型，与其他组织型相比，3 型和 4 型的比例高。发现时往往已经贯穿固有肌层，多侵透浆膜面。

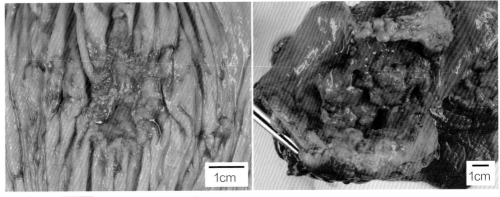

图1 低分化腺癌的肉眼图像。
a 是比较小的低分化腺癌，呈3型。
b 低分化腺癌长大后，溃疡底部会出现溃烂坏死。

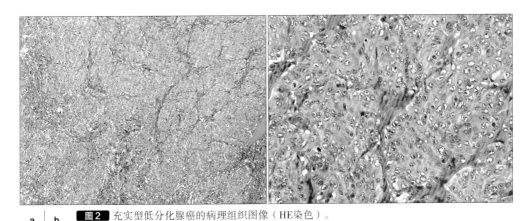

图2 充实型低分化腺癌的病理组织图像（HE染色）。
a 弱放大图像。缺乏腺腔形成的低分化腺癌形成充实性胞巢并增殖着。间质狭窄。
b 强放大图像。与髓样癌相比，肿瘤细胞核的异型较大，核的大小不同，核间距也不一致。

病理组织学特征

充实型低分化腺癌基本上看不到腺管形成，呈充实性或髓样、索状增生，缺乏间质（**图2a**）。以往的充实型低分化腺癌约2/3是髓样癌，所以新的分类必须排除髓样癌，确诊为充实型低分化腺癌。充实型低分化腺癌与髓样癌相比，肿瘤细胞大小不同（**图2b**），间质炎症细胞浸润不明显。

另一方面，非充实型低分化腺癌表现为胞巢状或索状排列的癌细胞在相对丰富的纤维性间质内浸润性增殖（**图3**）。在被分类为非充实型低分化腺癌的肿瘤中，存在表现出特征性

病理组织图像的浸润性微乳头状癌。病理组织图像与以乳腺癌为首的其他脏器的肿瘤基本相同，缺乏腺腔形成，形成胞巢的肿瘤细胞显示出周围有间隙的独特的病理组织图像（**图4a**）。这个胞巢的细胞极性逆转，呈现由内而外模式（**图4b**）。在生物学上，就像其他器官的浸润性微乳头状癌一样，淋巴管侵入、淋巴结转移、远处转移的发生率较高，恶性程度较高。

印戒细胞癌基本上由细胞内具有黏液的肿瘤细胞构成（**图5a**）。印戒细胞癌根据病例的不同在形态、异型性上有差异，有的胞体具有泡沫状黏液颗粒，有的胞体内具有边界清晰

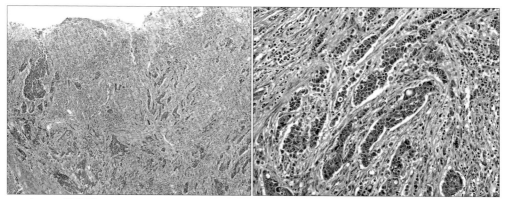

a | b 图3 非充实型低分化腺癌的病理组织图像（HE染色）。
　　a 弱放大图像。低分化腺癌形成胞巢，在丰富的纤维间质中浸润性增生。
　　b 强放大图像。肿瘤细胞形成数个至几十个胞巢并浸润。

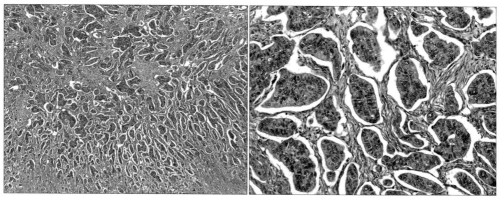

a | b 图4 大肠浸润性微乳头状癌的病理组织图像（HE染色）。
　　a 弱放大图像。浸润性微乳头状癌被分类为非充实型低分化腺癌，但特征性低分化腺癌的小胞巢呈现由内而外模式，在丰富的纤维性间质中浸润性增殖。
　　b 强放大图像。肿瘤细胞形成数个～数十个胞巢，显示由内而外模式，在癌细胞和间质之间形成空隙。

的类圆形黏液湖。核分布不均也各不相同，如被黏液挤压而分布不均的月牙形核，保持类圆形而分布不均的核等，其形式也多种多样（图5b）。缺乏间质，有时在细胞外产生黏液。

免疫组织化学特征、基因异常

　　低分化腺癌中有很多显示微卫星不稳定性（microsatellite instability，MSI）、BRAF 基因变异、二倍体的病例，这些都反映了髓样癌的特征。所记载的关于髓样癌以外的低分化腺癌的免疫组织化学性、分子病理学特征的研究成果有限，目前仍没有被充分阐明。对低分化腺癌中 CK20（细胞角蛋白 20）的表达进行研究的结果显示，CK20 的表达与 P53 过表达、非充实型、丰富的纤维性间质有关。在低分化腺癌中 P53 过表达约为 43%（髓样癌为百分之几），二倍体约为 30%（髓样癌约为 85%）。在髓样癌以外的低分化腺癌中，KRAS 基因变异比分化型低（30% ～ 40%）。

　　大肠印戒细胞癌的黏液性状几乎全部显示 MUC2 阳性，MUC1、MUC5AC 有时也呈阳性。MUC6 通常是阴性的。CK 的表现模式以 CK20、CK19 阳性，CK7 阴性居多。约 1/3 的印戒细胞癌 MSI 阳性，与其他 MSI 阳性的大肠

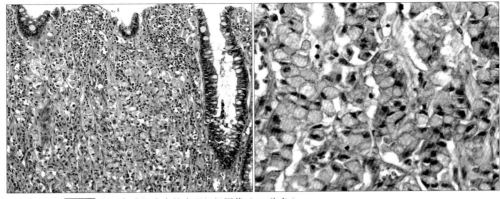

图5 大肠印戒细胞癌的病理组织图像（HE染色）。

a 弱放大图像。印戒细胞癌在原有的隐窝之间的黏膜固有层上增殖。
b 强放大图像。呈现印戒样形态的癌细胞呈现轻度的结合性增殖。

癌有共同特征。MSI 阳性的印戒细胞癌来自右半结肠，70 岁以上老年人，女性，克罗恩样淋巴反应，肿瘤浸润淋巴细胞，CIMP（CpG 岛甲基化表型），显示 BRAF（V600E）变异的特征。另一方面，没有显示剩余 MSI 的印戒细胞癌发生在左半结肠、直肠，没有显示出特异的分子病理学特征。另外，与部位无关，约 1/4 的印戒细胞癌中发现了 KIT 基因变异，作为新的治疗靶点备受关注。而且，KRAS 基因变异率比普通大肠癌低。

病理诊断（活检诊断）要点

需要鉴别的疾病有散发性髓样癌、Lynch 综合征中的髓样癌以及内分泌细胞癌。特别是充实型低分化腺癌，与髓样癌鉴别是很重要的。髓样癌可以通过发生部位、肿瘤细胞的核观察、炎症细胞浸润等病理组织学观察、MLH1/PMS2 免疫染色、MSI 等方面进行鉴别。Lynch 综合征的髓样癌和病理组织像一起，还应参考发病年龄，家族史，多重、重复癌合并等情况进行诊断。内分泌细胞癌可以通过对嗜铬粒蛋白 A、

突触素、CD56 等进行免疫组织化学研究来进行鉴别。

印戒细胞癌的诊断标准是，整个肿瘤的比例在 50% 以上。由于活检标本不能把握肿瘤的全貌，所以只能记载印戒细胞癌成分的存在，通过切除标本进行最终诊断。另外，在诊断大肠印戒细胞癌时，必须确认有没有其他器官癌，特别是胃癌、乳腺癌等。

参考文献

[1]大腸癌研究会（編）．大腸癌取扱い規約，第9版．金原出版，2018.
[2]Hamilton SR, Aaltonen LA（eds）. World Health Organization of Tumours. Pathology & Genetics of Tumours of the Digestive System. IARC press, Lyon, 2000.
[3]大腸癌研究会（編）．大腸癌取扱い規約，第8版．金原出版，2013.
[4]西村洋治，関根毅，小林照忠，他．稀な大腸悪性腫瘍の臨床病理学的検討—第54回大腸癌研究会アンケート調査報告．日本大腸肛門病会誌 57: 132–140, 2004.
[5]Makino T, Tsujinaka T, Mishima H, et al. Primary signet-ring cell carcinoma of the colon and rectum: report of eight cases and review of 154 Japanese cases. Hepatogastroenterology 53: 845–849, 2006.
[6]新井冨生，松田陽子，関敦子，他．知っておきたい特殊な大腸腫瘍—髄様癌Medullary carcinoma．病理と臨 34: 1080–1084, 2016.

大肠：黏液癌

——黏液腺癌

仲山 贵永 [1]　　　九嶋 亮治

[1] 滋賀医科大学医学部病理学講座
〒 520–2192 大津市瀬田月輪町
E–mail : 330601@belle.shiga–med.ac.jp

关键词　黏液癌　黏液结节　MSI　炎症性肠疾病　Lynch 综合征

概念、定义

黏液腺癌（mucinous adenocarcinoma，muc）主要是在细胞外产生大量黏液，形成黏液结节的癌，占全部大肠癌的 4% 左右。根据《大肠癌处理规约（第 9 版）》，将形成黏液结节［也叫黏液湖（mucinous pool）］的区域在面积上最具优势像的肿瘤诊断为 muc，包括其他组织类型的则从优势图像中列出（如：黏液腺癌，muc ＞ tub1 ＞ tub2 ＞ pap）。在 WHO 分类中，这种领域超过 50% 的肿瘤被称为黏液腺癌。

muc 分为源于高分化型腺癌（乳头状癌、高分化管状腺癌、中分化管状腺癌）的高分化型 muc 和源于低分化型腺癌（非充实型低分化腺癌、印戒细胞癌）的低分化型 muc，与一般类型的腺癌（adenocarcinoma，NOS）相比，muc 发生在右半结肠的频率较高，在阑尾的浸润癌中 muc 所占的比例也较高。也是与 Lynch 综合征和炎症性肠病相关联而产生的多发组织型。

肉眼特征

2 型（溃疡局限型）最常见，与普通型腺

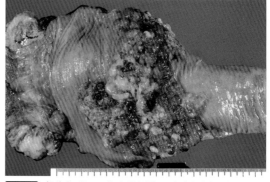

图1　高分化型 muc 的肉眼图像。溃疡性周围有很多光泽的结节状隆起性病变。

癌不同，3 型（溃疡浸润型）出现的频率也在增加。高分化型 muc 的表面有光泽的结节（**图1**）。在低分化型 muc 中，除了 3 型之外，还有很多 4 型（弥漫性浸润型）的特点（**图2**）。另外，由于浸润部形成的黏液结节多不伴有纤维化，所以也会见到黏膜下肿瘤（submucosal tumor，SMT）状的、呈现不规则形态的 5 型（无法分类）无法描述的肉眼型。有时内镜可以观察到黏液结节的黏液漏出，活检有时也会有黏液漏出。

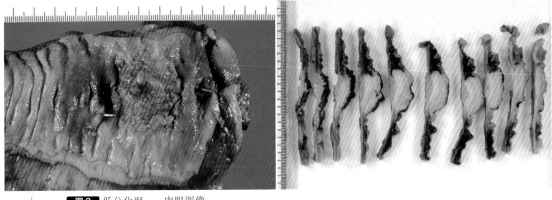

图2 低分化型muc 肉眼图像。
a 是边界不清的溃疡性病变。
b 固定后的剖面图像。溃疡周围有4型（弥漫性浸润型）特点的病例。

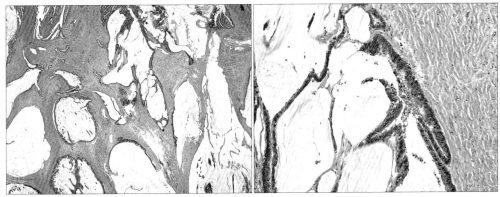

图3 高分化型muc的病理组织图像（与**图1**相同的病例）。
a 弱放大图像。内腔中发现许多存储黏液的大囊泡。
b 强放大图像。保持核极性的高分化型腺癌衬里有黏液性的囊泡。

病理组织学特征

比较大肠的高分化型和低分化型 muc，前者的发病率较高。在高分化型 muc 中，以纤维性间质为背景（不伴有黏膜固有层），黏液在高圆柱形异型细胞的内囊内蓄积，也可以看到剥离的上皮片漂浮在黏液湖内的图像（**图3**）。在低分化型 muc 中，印戒细胞型的癌细胞形成个体细胞性或小索状管状结构，漂浮在黏液湖内（**图4**）。

高分化型 muc 的癌细胞中缺乏细胞异型（核异型），只看细胞的话，很多都不能和低异型度的腺瘤进行区别。以炎症性肠病为背景产生的 muc 也可以说是低度异型增生的上皮形成muc（**图5**）。

免疫组织化学特征和基因变异

大多数 muc 和普通腺癌一样，显示杯状细胞型性状的 MUC2 和作为肠上皮细胞的同位素遗传因子的蛋白质 CDX2，但是胃型黏液（MUC5AC 和 MUC6）也多同时出现。在大肠癌中，一般表现为细胞角蛋白 CK7 阴性 /CK20 阳性模式，但 muc 表现为 CK7 阳性的病例逐渐增多。来自炎症性肠病的 muc 也有同样的倾向。

众所周知，muc 中，很多微卫星不稳定性高（microsatellite instability–high，MSI–high）。

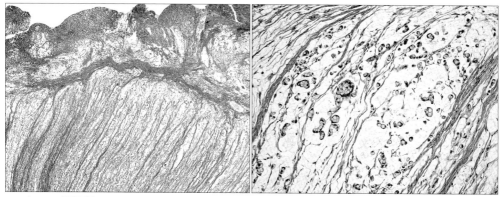

a | b **图4** 低分化型muc的病理组织图像（与**图2**相同的病例）。
a 弱放大图像。把现有的间质成分除掉，黏液在大肠壁内储存。
b 强放大图像。黏液湖内漂浮着印戒细胞型的癌细胞。也可以看到小索状～小管状结合的癌细胞。

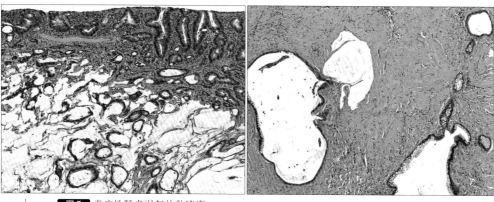

a | b **图5** 炎症性肠炎引起的黏液癌。
a 弱放大图像。溃疡性大肠炎引起的muc。表层可以看到相当于低度异型增生的低异型度癌。
b 强放大图像。Crohn病肛门病变内发现的muc（痔疮癌）。细胞异型极为缺乏。

在散发性 muc 中显示 MSI-high 的主要原因是作为 DNA 错配修复（mismatch repair，MMR）基因之一的 MLH1 启动子区域的后天异常甲基化。在这种肿瘤中，在免疫组织化学中发现 MLH1 和 PMS2 蛋白的消失（**图6**）。

病理诊断（活检诊断）要点

高分化型 muc 黏膜病变被活检时，细胞异型往往极低，应引起注意。相反，希望不要被不熟悉由黏膜脱垂综合征引起的直肠溃疡等的临床医生当作"怀疑 muc"的过度诊断所拖累。另一方面，即使活检诊断为印戒细胞癌，手术

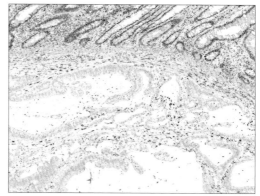

图6 muc的MLH1免疫组织化学。在非肿瘤性上皮和间质细胞中有MLH1的表现，但muc细胞缺乏MLH1的表现。

标本的最终诊断也多为低分化型 muc，但也有仅诊断为印戒细胞癌的病例。如果在活检中也发现肿瘤细胞周围有细胞外黏液，则应提示有 muc 的可能性。

在免疫组织化学中发现 MMR 蛋白（MLH1、PMS2、MSH2、MSH6）的某一种消失时，应将散发性 MSI-high 癌症和 Lynch 综合征作为鉴别，需要调查临床信息。

参考文献

[1]Yamaguchi T, Taniguchi H, Fujita S, et al. Clinicopathological characteristics and prognostic factors of advanced colorectal mucinous adenocarcinoma. Histopathology 61: 162–169, 2012.

[2]大腸癌研究会（編）. 大腸癌取扱い規約，第9版. 金原出版，pp 56–57, 2018.

[3]WHO Classification of Tumors Editorial Board（eds）. WHO Classification of Tumours, Digestive System Tumours, 5th ed. IARC press, Lyon, p 180, 2019.

[4]新井冨生. 粘液癌. 八尾隆史，藤森孝博（編）. 腫瘍病理鑑別アトラス—大腸癌. 文光堂，pp 58–62, 2011.

[5]Chu PG, Chung L, Weiss LM, et al. Determining the site of origin of mucinous adenocarcinoma: an immunohistochemical study of 175 cases. Am J Surg Pathol 35: 1830–1836, 2011.

[6]Arai T, Kasahara I, Sawabe M, et al. Microsatellite-unstable mucinous colorectal carcinoma occurring in the elderly: comparison with medullary type poorly differentiated adenocarcinoma. Pathol Int 57: 205–212, 2007.

[7]Tatsumi N, Kushima R, Vieth M, et al. Cytokeratin 7/20 and mucin core protein expression in ulcerative colitis-associated colorectal neoplasms. Virchows Arch 448: 756–762, 2006.

[8]Gafà R, Maestri I, Matteuzzi M, et al. Sporadic colorectal adenocarcinomas with high-frequency microsatellite instability. Cancer 89: 2025–2037, 2000.

大肠：髓样癌

——髓样癌

新井 富生[1]

[1] 東京都健康長寿医療センター病理診断科
〒173-0015 東京都板橋区栄町35-2
E-mail : arai@tmig.or.jp

关键词　髓样癌　错配修复系统　MLH1 甲基化　Lynch 综合征　微卫星不稳定性

定义、概念

　　髓样癌是在 2000 年出版的 WHO 分类第 3 版中首次被提出的比较新的肿瘤的概念，在此之前一直作为低分化腺癌来处理。低分化腺癌一般被认为恶性程度高，预后不良，但是有人指出，大肠癌中显示充实胞巢型，髓样型的低分化腺癌的一部分病例预后较好。此后，随着分子病理学方法的研究不断深入，髓样癌的疾病概念得以确立。在这项研究进行的过程中髓样癌曾经使用了各种各样的名称，但是 WHO 分类第 3 版出版以后统一成了髓样癌。日本在 2013 年 8 月修订的《大肠癌处理规约（第 8 版）》中，首次命名为髓样癌。

　　从致癌机制的观点来看，髓样癌大致分为散发性和遗传性两种。散发性髓样癌好发于老年人、女性、右半结肠，淋巴结转移较少，预后良好的临床病理学特征。分子病理学具有 BRAF 基因变异、错配修复基因之一的 MLH1 基因启动子区域甲基化以及 MLH1 蛋白表达减弱、微卫星不稳定性（microsatellite instability，MSI）的特征。遗传性髓样癌是由错配修复基因（MLH1、MSH2、MSH6、PMS2 等）变异引起的 Lynch 综合征的一种病理型肿瘤。

　　就恶性程度而言，散发性髓样癌即使是进展期癌，向淋巴结的转移率也只有 40% 左右，比普通低分化腺癌低。预后较好，5 年生存率为 70% ~ 80%，但在存在淋巴结转移的 Stage 3 以上的病例中，5 年生存率与普通低分化腺癌并没有差异。另一方面，Lynch 综合征主要在 30 ~ 50 岁人群中发生大肠癌，其中 10% ~ 20% 表现为髓样癌形态。由 Lynch 综合征引发的大肠癌的预后也相对较好。

肉眼特征

　　90% 以上的髓样癌集中发生在脾曲近口侧的升结肠，肝曲周围的升结肠、横结肠，脾曲附近的横结肠。但是，在降结肠、乙状结肠中也有可能发生。作为散发性大肠癌的髓样癌好发于老年人，特别是女性，多在晚期癌症中被发现，其中约 2/3 的肿瘤直径在 5cm 以上。肉眼型为 2 型，3 型占总体的 80% 左右。剖面为灰白色均匀的剖面，呈膨胀性发育。溃疡底部有时也有溃烂坏死。

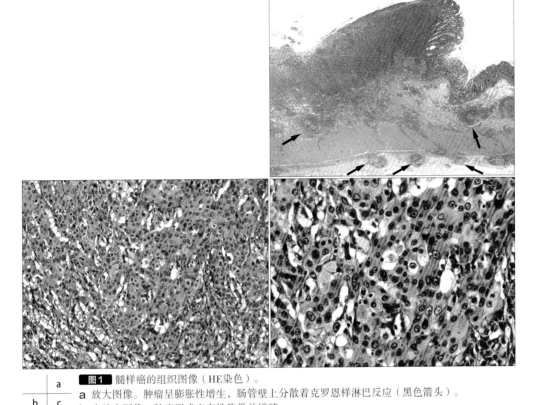

a	
b	c

图1 髓样癌的组织图像（HE染色）。
a 放大图像。肿瘤呈膨胀性增生，肠管壁上分散着克罗恩样淋巴反应（黑色箭头）。
b 中放大图像。肿瘤形成充实性胞巢并增殖。
c 强放大图像。肿瘤细胞具有较完整的类圆形核和丰富的嗜酸性胞体。核中可见明显的核小体。
肿瘤内有淋巴细胞（TIL）浸润。

病理组织学特征

髓样癌的弱放大图像的特征是膨胀性发育和克罗恩样淋巴反应（**图1a**）。克罗恩样淋巴反应是分布于肿瘤周围肠管壁上的B淋巴细胞聚集巢，若发现该反应，则预后较好。髓样癌是肿瘤细胞形成片状、索状的胞巢，呈膨胀性地增殖（**图1b**）。细胞学上，髓状癌具有明显的核小体，具有轻度紧满感的圆形核和从嗜酸性到淡嗜碱性的相对丰富的胞体。肿瘤细胞比较整齐，大小有轻度差异（**图1c**）。间质很少，促结缔组织增生反应也很轻。其特征是肿瘤边缘部，内部有被称为TIL（肿瘤浸润性淋巴细胞）的T淋巴细胞弥漫性浸润。在髓样癌的胞体内，具有黏液的印戒细胞癌样的肿瘤细胞和显示管

腔形成的分化型腺癌有时会并存。淋巴管和静脉侵袭比较明显，但淋巴结转移率较低。即使浸润深度达到pT3或pT4a，约60%的病例也没有发现淋巴结转移，即使出现了淋巴结转移，也多为pN1。

免疫组织化学特征、基因变异

老年人常见的散发性髓样癌中，MLH1/PMS2的表达减弱（**图2**）。这是由于后者的机制抑制了MLH1的表达。随着MLH1的表达降低，PMS2变得不稳定，无法通过免疫组织化学检测到。在Lynch综合征中，与变异基因编码的蛋白质有关的表达减弱。

关于黏液性状，在髓样癌的胃型黏液中，MUC5AC在约70%的病例中显示阳性（**图**

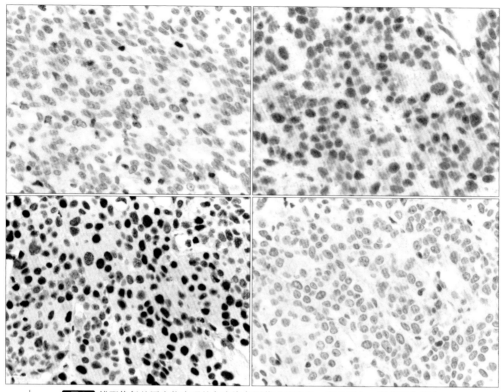

a	**b**
c	**d**

图2 错配修复基因产物表现的免疫染色图像（核染色，苏木素）。肿瘤细胞核中MLH1/P MS2蛋白的表达明显减弱。MSH2/M SH6呈阳性。间质的成纤维细胞，淋巴球显示阳性图像。a：MLH1，b：MSH2，c：MSH6，d：PMS2。

3a）。这是因为 MUC5AC 基因的去甲基化导致 MUC5AC 的表达亢进。这一现象被指出与 MSI 有关。尽管是大肠癌，但是 MUC2 阳性率约为 10%，相对较低（**图 3b**）。

　　散发性髓样癌表现出 BRAF 基因变异、错配修复基因之一的 MLH1 基因启动子区域甲基化以及由此引起的 MLH1 蛋白表达减弱、MSI 的分子病理学特征。前体病变为 SSA/P（无柄锯齿状腺瘤 / 息肉），从与腺瘤相当的异型腺管并存开始，经过管状腺癌，随着病情的发展而发生髓样癌。这种致癌过程被称为锯齿状通道。另一方面，Lynch 综合征中由于错配修复基因自身的变异而产生 MSI。仅发生变异的基因中，MLH1 和 MSH2 占全部的 80% ~ 90%，其次是 MSH6 的频度高。如果髓样癌发生在年轻人的右半结肠，黏液癌中错位修复基因产物呈阴性，则考虑 Lynch 综合征的可能性，进行鉴别诊断。

病理诊断（活检诊断）要点

　　髓样癌仅凭病理组织图像诊断很困难，所以在考虑临床图像（病变部位、发病年龄）的同时，还应结合错配修复基因产物（MLH1、MSH2、MSH6、PMS2）的表达与 MSI 综合进行考虑诊断。髓样癌的特点为普通大肠癌显示阳性的 CDX2（**图 4a**）和 CK20（**图 4b**）表达显示阴性。另外，上皮细胞钙黏蛋白表达减弱的髓样癌缺乏细胞黏附，显示出怀疑是非上皮性肿瘤的图像，应引起注意。另外，有病例报告肿瘤细胞波形蛋白、钙网膜蛋白、CD10、CD30、CD79a 显示阳性，如果把转移性肿瘤认真地进行鉴别，到正确的诊断需要大量的工作和时间。

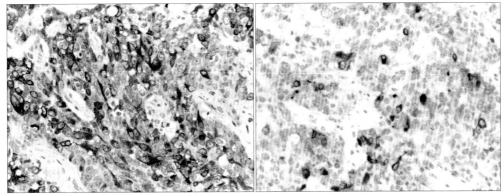

a | b **图3** 髓样癌的MUC5AC，MUC2免疫染色图像（核染色，苏木素）。髓样癌中，MUC5AC的阳性率约为70%，而MUC2的阳性率低仅为10%。**a**：MUC5AC，**b**：MUC2。

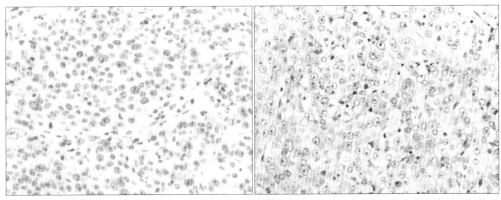

a | b **图4** 髓样癌的CDX2，CK20免疫染色图像（核染色，苏木素）。普通大肠癌显示阳性的CDX2、CK20在髓癌中显示阴性。**a**：CDX2，**b**：CK20。

参考文献

[1]Hamilton SR, Aaltonen LA（eds）. World Health Organization of Tumours, Pathology & Genetics of Tumours of the Digestive System. IARC press, Lyon, 2000.

[2]大腸癌研究会（編）. 大腸癌取扱い規約，第8版. 金原出版，2013.

[3]Arai T, Esaki Y, Sawabe M, et al. Hypermethylation of the hMLH1 promoter with absent hMLH1 expression in medullary-type poorly differentiated colorectal adenocarcinoma in the elderly. Mod Pathol 17: 172–179, 2004.

[4]新井冨生，櫻井うらら，沢辺元司，他. 髄様型大腸低分化腺癌の病理学的特徴. 胃と腸 45：1837–1846，2010.

[5]Nguyen J, Coppola D, Shan Y, et al. Poorly differentiated medullary carcinoma of the colon with an unusual phenotypic profile mimicking high grade large cell lymphoma—a unique case report and review of the literature. Int J Clin Exp Pathol 7: 828–834, 2014.

大肠：炎症性肠疾病相关肿瘤

——结肠炎相关癌症 / 异型增生

林 宏行[1]　　　小野 响子　　　辰巳 健志[2]

[1] 横浜市立市民病院病理诊断科
〒 221-0855 横浜市神奈川区三ッ沢西町 1-1
E-mail : hirohayam@yahoo.co.jp
[2] 同　炎症性肠疾患科

关键词　溃疡性结肠炎　Crohn 病　结肠炎相关癌症　异型增生　*P*53

概念、定义

与炎症性肠病（inflammatory bowel disease，IBD）并发的癌症大多是 IBD 相关癌症［结肠炎相关癌症或结肠癌（CAC）］。作为其前驱病变，有异常形成［结肠炎相关性异型增生（CAD），或者只是单纯的异型增生］。因为偶尔会合并散发型肿瘤，所以在有 IBD 表现的部位发生的肿瘤中，非散发型的是 CAC/CAD。

由于 CAD 在细胞和组织构筑方面缺乏异型，所以很难进行病理诊断。CAD 被定义为不超过基底膜的非浸润性 CAD，根据异型度分为 LGD（低异型增生）和 HGD（高异型增生）。另外，异型度被综合判断。具体包括核肿大的程度，多态性、极性的有无，核伪多层的程度是否超过基底膜侧 1/2，核分裂像的多少等，但目前病理医生之间的 CAD 诊断一致率较低。

CAC 被认为是在炎症异常增生癌序列中发生的，由于在广泛的领域伴随慢性炎症这一致癌因子。所以，多从区域性癌变的观点承认多发病变。

在日本的病例中，以大肠癌为例，溃疡性结肠炎（ulcerative colitis，UC）所伴随者占绝大多数，直肠癌和乙状结肠癌居多。伴随 Crohn's 病（Crohn's disease，CD）的多为小肠癌、肛门管癌、痔瘘癌。

肉眼特征

普通进行性大肠癌多为 2 型肿瘤，腺瘤等初期病变多为明显的隆起性病变，而 CAC 却没有这样的特征，可以观察到多种多样的肉眼图像。以低分化型为主体的 4 型肿瘤的频率比普通型高。在 CAD 中一般会发现被称为 DALM（异型增生相关病变或肿块）的隆起（**图 1**），但不像腺瘤那么明显，很多为不规则，肉眼完全看不出来的扁平病变也不在少数。

普通大肠癌中，活检结果和术后的病理诊断大致一致，CAC/CAD 中，即使通过活检诊断为 CAD，实际上也偶尔会有癌扩散到其深部的情况（**图 2**），病理组织学性状在表层和深部会发生背离。因此，需要注意的是，有可能出现无法用肉眼评价病变深度的情况。

UC 病例一般伴随有因长期炎症而萎缩的萎缩性非肿瘤黏膜。CD 病例多在肛门管狭窄部位

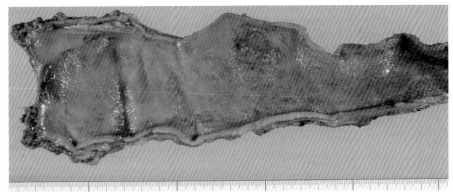

图1 UC病例的DALM。在萎缩黏膜的背景下，大型颗粒状隆起的集簇被认为是直肠。

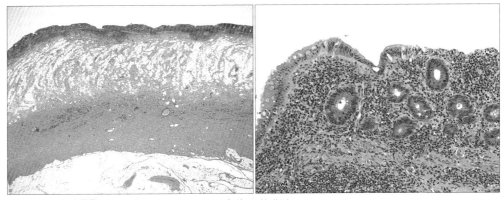

a | b | **图2** 在术前未发现的部位发现了合并UC的进展CAC。
a 黏膜固有层中有CAD，肌层中有浸润癌。
b 黏膜固有层的CAD的放大图像。

发现癌症，痔瘘癌即使黏膜病变不明显，癌也多已发展到深部。

病理组织学特征

再生异型、LGD、HGD的鉴别比较困难，目前已知有设置了Group分类等中间要素的分类。Riddell等根据IBD异型增生形态学研究组的分类和厚生省特定疾病难治性炎症性肠管障碍调查研究班的分类被广泛使用，不过，无论哪一种，都要求分类为非肿瘤（再生）、鉴别困难、LGD、HGD。

是否为肿瘤的判定，与普通的大肠上皮性肿瘤没有区别，而是通过核肿大、染色质增量、核假复层、清晰的核小体、核/细胞质量比增大等综合性地进行，但异型较弱的CAD很难诊断。在核观察中，染色质增量是最有CAD风格

的特点，再生异型的染色质图案大多明亮。

在保持慢性炎症后隐窝的扭转和腺管密度降低的状态下，用异型上皮替代了这一点也很像CAD（**图3**），有助于与腺体排列密而整齐的腺瘤进行鉴别。CAD采用的是黏膜肌层的异型上皮向表层成熟的自下而上模式，与表层侧异型较强的腺瘤相反。通过*Ki-67*的免疫组织化学染色（以下，免疫染色）来确认增殖带也能明确这一点。

营养不良的杯状细胞和内分泌细胞的增加是CAD的典型特征。营养不良的杯状细胞是一种黏液细胞，看起来与内腔没有连续性，细胞核往往不位于基底侧（**图4**）。内分泌细胞乍一看与Paneth细胞相似，但与细胞质中带有嗜酸性颗粒的Paneth细胞相比，反而在基底膜侧具有颗粒。Paneth细胞化生是伴随UC出现的，

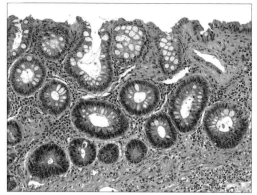

图3 UC病例的LGD。自下而上型的异型上皮。轻度核肿大，但染色质增量强，比再生异型更怀疑为肿瘤。

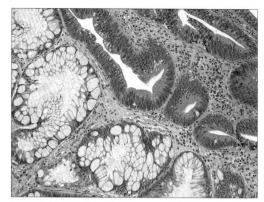

图4 被认为是CD病例的HGD。图像右上角的核很细，但假多层很高。左下角是富杯状细胞性CAD，含有核不在基底侧的营养不良的杯状细胞。

CAD中也有包含Paneth细胞的物质（**图5**）。虽然是肿瘤，但含有这种分化的细胞，并通过自下而上模式向表层表现出分化成熟的倾向，这可以说是CAD的特征。

与散发性腺癌相比，CAC浸润部也有不少腺管密度低，间质反应差的情况（**图2a**）。黏液癌和低分化腺癌的发病率高，肿瘤的扩散与普通型相比，多不明显。

免疫组织化学特征

P53 基因变异在各种癌症中被发现，但在大肠中散发性癌症和CAC/CAD两者中被发现的频率较高。与散发型相比，CAC/CAD大多从初期开始就变异，因此，对于LGD、腺瘤或假设再生异型程度的异型上皮，能够简便地判定其变异的免疫染色在鉴别上是有用的。但是，在进展癌的情况下，即使是散发型也会发生很高的变异，所以无法鉴别CAC和散发型癌症。

大多数错误判断变异的 *P53* 蛋白与野生型相比更加稳定，因此在细胞内积累，结果显示过度表达（**图6a**）。也就是说，许多细胞染上了强烈的连续性。在无意义变异和帧移位变异等影响较大的变异中，异常的 *P53* 蛋白往往无法被抗体识别，从而导致阳性细胞完全无法被识别（**图6b**）。在非肿瘤部黏膜和间质中，即使是极少数也能发现淡淡的阳性细胞，所以要注意到完全不染色的不自然性并不难。CAC/

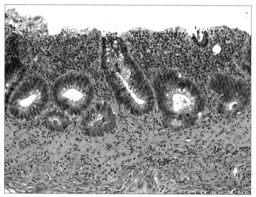

图5 UC病例的HGD。与LGD相比，核更大，核伪多层更明显。在隐窝底部可以看到很多Paneth细胞。

CAD中也有非肿瘤部位那样呈弱阳性的情况，因此不能仅靠 *P53* 免疫染色来诊断。

在 *Ki-67* 免疫染色中肿瘤腺管的增殖带变得明确。也就是说，由于CAD和再生异型是自下而上型的异型上皮，所以在深层侧呈阳性。腺瘤则相反，在表层侧呈阳性，对低异型度病变的鉴别很有用。

病理诊断（活检诊断）要点

病理诊断时应注意以下几点：① CAD与再生异型的鉴别；② LGD与HGD的鉴别；③ CAC/CAD与散发性肿瘤（普通腺癌、腺瘤）的鉴别概括。

① CAD和再生异型都表现出核肿大，但主要的鉴别点是再生时染色质增量不明显。另外，

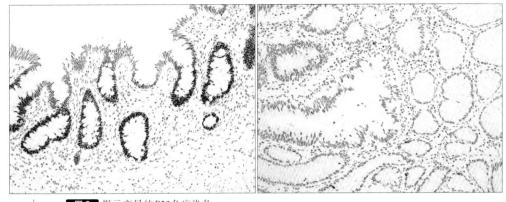

图6 提示变异的*P53*免疫染色。
a 许多细胞感染连续性很强。也有只染到黏膜肌板的情况。
b 右下角的非肿瘤部分有分散的阳性细胞，而左上角的CAD则完全不被染色。

与炎症程度不相称的核分裂像数量、细胞凋亡和异型分裂像也值得怀疑为CAD。实际上，仅从形态上无法明确鉴别的情况较多，因此必须进行*P53*免疫染色。

②LGD和HGD只要按照腺瘤的低/高来区分即可，但病理医生之间的诊断一致率不高。因为要适应手术，本来是最重要的鉴别。笔者认为，即使是LGD，也有不少会向HGD转移，CAD中多发病变的频率也很高，因此在鉴别困难的情况下，作为现实对策，还是偏向HGD，以具有再现性的见解（明显异型，无散发性，*P53*阳性）为基础进行判断比较好。在病变范围明确且切除可能性高的情况下，在完全切除活检的意义上也可以考虑内镜切除。

③如果是散发型的，不切除部分也可以进行内镜治疗，因此活检诊断在与CAC/CAD的鉴别中发挥着很大的作用，但是在活检标本中，难以确定的病例不在少数。如果检查对象为早期病变，则根据是单发还是多发，内镜图像，周围（靶向活检的情况是非病变部）CAD是否扩张，以及*P53*和*Ki*-67的免疫染色结果进行判断。在难以诊断的情况下，可以先视为散发型，进行部分切除或内镜切除，在评估整个病变和背景黏膜后再决定治疗方案。进展癌基本上也是同样的步骤，但如果采取癌的形态，活检的鉴别就很难，多以有无背景CAD为决定性因素。如果不知如何鉴别，最好先进行部分切除，评估是否是CAC。

由于CD中的痔瘘癌多为黏液癌，所以活检标本中含有的癌细胞容易变少，深部肿瘤很难进行活检。在黏液异常多的情况下，即使没有异型细胞也应该安排重新检查。对于有细胞内黏液的轻度异型细胞，必须进行*P53*免疫染色等，以免漏掉低异型癌。

参考文献

[1]Odze RD, Harpaz N. Inflammatory bowel disease–associated dysplasia of the colorectum. *In* WHO Classification of Tumours Editorial Board（eds）. WHO Classification of Tumours, Digestive System Tumours, 5th ed. IARC press, Lyon, pp 174–176, 2019.

[2]八尾隆史. 症例診断の解説とまとめ. 胃と腸 54: 1509–1526, 2019.

[3]Riddell RH, Goldman H, Ransohoff DE, et al. Dysplasia in inflammatory bowel disease: standardized classification with provisional clinical applications. Hum Pathol 14: 931–968, 1983.

[4]厚生省特定疾患難治性炎症性腸管障害調査研究班. 潰瘍性大腸炎に出現する異型上皮の病理組織学的判定基準—surveillance colonoscopyへの応用を目的とした新判定基準の提案. 日本大腸肛門病会誌 47: 547–551, 1994.

[5]林宏行, 小野響子, 杉田昭, 他. 潰瘍性大腸炎における異形成/癌の診断基準と問題点. 胃と腸 54: 1502–1508, 2019.

[6]味岡洋一, 谷優佑. 潰瘍性大腸炎に出現する異型上皮の厚労省研究班分類. 胃と腸 54: 714–715, 2019.

[7]Harpaz N, Polydorides AD. Colorectal dysplasia in chronic inflammatory bowel disease: pathology, clinical implications, and pathogenesis. Arch Pathol Lab Med 134: 876–895, 2010.

阑尾：低异型度阑尾黏液性肿瘤

——低异型度阑尾黏液性肿瘤

二村 聡[1]　　　田边 宽　　　太田 敦子[2]
小野 贵大[3]　　大宫 俊启[4]　渡部 雅人

[1] 福冈大学筑紫病院病理部·病理诊断科
　〒818-8502 筑紫野市俗明院 1 丁目 1-1
[2] 同 临床检查部
[3] 同 炎症性肠疾患センター
[4] 同 外科

关键词　低异型度阑尾黏液性肿瘤　阑尾囊细胞瘤　阑尾黏液囊肿（mucocele）

概念、定义

2019 年出版的消化系统肿瘤的 WHO 分类第 5 版中，阑尾黏液性肿瘤被定义为"阑尾黏液性肿瘤是一种阑尾肿瘤，其特征是黏液上皮细胞外黏液增生，并推动肿瘤边缘"。而且，WHO 分类是根据肿瘤细胞的异型性和腹膜进展部的病理组织像的不同进行分类，肿瘤 1 级相当于 LAMN（低度阑尾黏液性肿瘤），肿瘤 2 级相当于 HAMN（高度阑尾黏液性肿瘤）。迄今为止，在日本使用的很多阑尾黏液囊腺瘤（mucinous cystadenoma of the appendix）和部分阑尾黏液囊腺癌（mucinous cystadenocarcinoma of the appendix）可以认为相当于这个 LAMN。另外，黏液囊肿（mucocele）是指由于黏液潴留导致内腔异常扩张的状态，是肉眼观察所见用语，并非病理组织学上的用语。

肉眼特征

在大肠内镜检查中，随着 LAMN 增大，LAMN 呈现黏膜下肿瘤状隆起，其顶部有阑尾开口（**图 1a**）。被切除的阑尾不同程度地扩张病变呈囊状或香肠状外观（**图 1b**）[自试验 28 例的病灶部环状剖面长径平均为（33.6±6.9）mm]。LAMN 在根部、体部、前端部都会发生。内腔被单房性黏稠度高的黏液（福尔马林固定后呈半透明黄色的琼脂样物质）填满，多呈扩张状态（**图 1c**）。囊肿壁从薄化到肥厚，其内面从平滑到粗糙不等。囊胞壁的外表面（浆膜侧）无论有无急性阑尾炎并发，几乎不会凹凸不平。如果囊胞壁表面有明显的凹凸不整，呈现八头状外观，腺癌（黏液囊胞腺癌）的可能性很大。

组织病理学特征

在典型的例子中，内衬囊肿内面的上皮由单层高柱状上皮组成，核呈短纺锤形，在基底侧整齐排列（**图 1d**），有时也显示核的假复层。细胞质有黏液，也有杯状细胞。适用普通大肠腺瘤的病理组织学判定标准是没有问题的，但是高度扩张部的衬装上皮容易扁平化，同部的异型性判定困难。衬装上皮剥落的情况也很多，该部位容易伴有继发感染引起的慢性

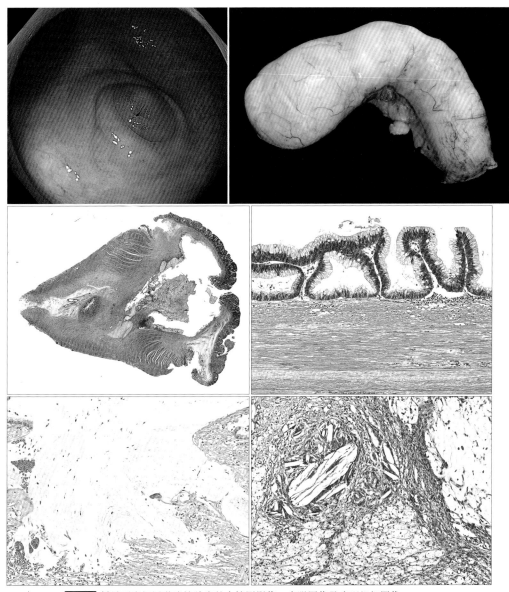

a	b
c	d
e	f

图1 低异型度阑尾黏液性肿瘤的内镜图影像、肉眼图像及病理组织图像。

a 在盲肠下极，发现顶部伴有阑尾开口的黏膜下肿瘤样隆起。

b 整个阑尾膨大成棍棒状，紧绷着。

c 阑尾开口正下方的内腔扩张成囊状，推着阑尾黏膜。囊胞内面的一部分有上皮组织。

d 细胞质内黏液丰富，具有纺锤形核的单层高圆柱状异型上皮呈管状构筑，同时呈替换性增生。

e 缺乏上皮细胞的黏液块侵入囊胞壁内。

f 黏液入侵部附近可见组织球集簇巢及结晶状至菱形簇隙。

活动性炎症，另外，间质缺乏细胞成分的黏液也有可能入侵（黏蛋白外渗）（**图1e**）。自检28例有一半是从黏膜下组织到固有肌层侵入了无细胞性黏液。另外，国际癌症联合会（Unio Internationalis Contra Cancrum，UICC）的TNM分类第8版规定，仅限于LAMN，即使在黏膜下组织或固有肌层中发现了黏液块（pT1或pT2），也应评价并记载为pTis。另外，黏液块周围有时可见组织球的集簇巢或异物反应（**图1f**）。在经过较长的例子中，囊胞壁的固有肌层变得模糊，间质玻璃化和异营养性钙化也能观察到。

免疫组织学特征、基因异常

LAMN的构成细胞在免疫组织化学上表现为MUC2及MUC5AC，多表现为胃肠混合型性状。另外，在LAMN中被频繁证明的基因变异是KRAS和GNAS变异。Nishikawa等在32例LAMN中确认了30例KRAS变异，16例GNAS变异。

病理诊断要点

与结肠、直肠的上皮性肿瘤不同，LAMN在活检中被诊断确定的情况极为罕见。因此，对切除材料进行仔细的病理学检索是很重要

的。当肉眼高度怀疑有LAMN时，切除阑尾应尽量不展开内腔，最好从阑尾开口部或阑尾切除断端部适当注入福尔马林，优先固定黏膜表面，这样更适合以后的病理学组织检索。并且，包括阑尾间膜脂肪组织在内，将阑尾的环状剖面切片全部组织标本化，仔细评估黏膜构成上皮的异型性以及有无壁内黏液块对LAMN的病理诊断很重要。阑尾壁内外缺乏细胞成分的黏液块容易意外地被漏掉，因此笔者同时将阿尔辛蓝（pH2.5）染色并用，提高了可视性。细胞核异型度高，有明显的间质增生反应或发育尖端部簇出黏液生成肿瘤，不应定为LAMN，应诊断为黏液腺癌（mucinous adenocarcinoma）。

参考文献

[1]Misdraji J, Carr NL, Pai RK. Appendiceal mucinous neoplasm. *In* WHO Classification of Tumours Editorial Board（ed）. WHO Classification of Tumours, Digestive System Tumours, 5th ed. IARC press, Lyon, pp 144–146, 2019.

[2]大腸癌研究会（編）. 大腸癌取扱い規約，第9版. 金原出版，2018.

[3]二村聡，佐藤啓介，大石純，他. 虫垂粘液産生腫瘍の病理学的特徴. 虫垂粘液瘤自験44例の検索結果を中心に. 胃と腸 49: 440–449, 2014.

[4]Brierley JD, Gospodarowicz MK, Wittekind C, et al（eds）. TNM classification of malignant tumors, 8th ed. Wiley Blackwell, Hoboken, 2017.

[5]Nishikawa G, Sekine S, Ogawa R, et al. Frequent GNAS mutations in low-grade appendiceal mucinous neoplasms. Br J Cancer 108: 951–958, 2013.

阑尾：杯状细胞类癌（杯状细胞腺癌）

——阑尾杯状细胞类癌（杯状细胞腺癌）

田边 宽[1]　　　　二村 聪　　　太田 敦子[2]
八尾 建史[3]　　　岩下 明德[4]

[1] 福冈大学筑紫病院病理部病理诊断科
　　〒818-8502 筑紫野市俗明院 1 丁目 1-1
[2] 同　临床检查部
[3] 同　内视镜部
[4] AII 病理画像研究所

关键词　　阑尾杯状细胞类癌　杯状细胞腺癌临床病理　概念与组织发生

概念、定义

　　杯状细胞类癌主要发生在阑尾，是一种在病理组织学上呈现类癌和腺癌两者类似图像的肿瘤。日本的发生频率仅为阑尾切除的 0.046% ~ 0.17%，极为罕见。GCC 的生物学态度，即从转移和播散来看的恶性度和通常的类癌相比非常高，在《大肠癌处理规约（第 9 版）》中根据杯状细胞型类癌的名称被分类为腺癌的一个亚型。另外，在消化系统肿瘤的 WHO 分类第 5 版中，被改为杯状细胞腺癌（goblet cell adenocarcinoma）。

　　GCC 由 Gagne 等于 1969 年提出，由富于肠嗜铬细胞的胞巢和产生黏液的腺管构造组成，其发生、发育、进展与类癌类似，具有明显的神经浸润这一共同特征，以报告了 3 例罕见的阑尾肿瘤为开端。之后，1974 年 Subbuswamy 以 GCC 的名义报告了 12 例同样的阑尾肿瘤。在日本大和等于 1967 年以良性肿瘤的名义进行了报告，1981 年岩下等以 GCC 的名义首次进行了报告。以后，日本已有 100 多例报告。

　　首次将本肿瘤称为 GCC 的 Subbuswamy 列举了将本肿瘤作为类癌的一个变体的依据：①肿瘤的壁内位置；②隐窝底细胞的连续性；③良好分化的性格；④仅切除阑尾，预后良好。并且，作为与消化管中通常可见的黏液腺癌的不同点，进行了记载：①隐窝底部细胞及其连续性；②杯状细胞与呈胶状癌的印戒细胞癌在不规则排列、核的多态性和核分裂数上有差异；③ Paneth 细胞在普通的胶质癌中是不存在的。也就是说，以特征性病理组织图像和预后良好为依据。但是，从以往的病例报告中评估其恶性程度，淋巴结转移率高达 16% ~ 63.6%，同时对盲肠和回肠的直接浸润以及腹膜播散也很多，也有向卵巢等远程脏器转移的报告，在进展病例中其预后极为不良，与普通的腺癌同样具有充分的恶性。因此，本肿瘤仍应作为腺癌的一个亚型而不是类癌的一个亚型。

　　关于本肿瘤的组织产生有各种说法，岩下等认为本肿瘤主要存在于黏膜深层，由黏液细胞、嗜银性细胞、银还原性细胞及 Paneth 细胞等各种成熟细胞组成，通过对同时具有黏液和嗜银性颗粒的细胞进行鉴定，认为是由来自隐窝底部的不偏细胞的未成熟肿瘤细胞向多方向分化而产生的。在欧美也同样认为本病是由多能性肠隐窝基底干细胞产生的。

根据各种报告，患病人群的平均年龄介于54.1～57.4岁，男女比例为（1.2～2.7）：1，以男性居多，临床症状以腹痛（右下腹部痛）最为常见。术前诊断名称中急性阑尾炎占半数，其次为肠梗阻和回盲部肿块。即使看了报告病例，也认为术前诊断本肿瘤是困难的。

肉眼特征

肉眼可见阑尾的肿大（**图1b，c**），壁硬和肥厚，与回、盲肠的致密粘连等，如果病情进一步发展，回盲部可能会出现狭窄。在结肠镜检查中，随着肿瘤的增大，发现黏膜下肿瘤（submucosal tumor，SMT）样或者壁外性的挤压样的隆起（**图1a**），浸润达到盲肠或回肠黏膜表面后糜烂，形成溃疡。

病理组织学特征

GCC的病理组织学特征有以下5点。①大体上小型均一，有弱嗜酸性细胞质的细胞和杯状细胞或者类似于印戒细胞的细胞，采用小充实胞巢状、索状，一部分腺管状结构增殖着（**图1e**）；②肿瘤组织多存在于黏膜深层至黏膜下层，黏膜被覆上皮无恶性表现；③和普通类癌一样，在壁全层性中发育，但是神经周围浸润明显（**图1g**），另外淋巴管和静脉的浸润图像也很常见；④在细胞学上可以观察到黏液产生细胞、嗜银性细胞、银还原性细胞、Paneth细胞、黏液和银颗粒在同一胞体内的细胞（**图2**）等各种成熟型细胞，这些细胞核的异型性很弱，而且几乎看不到核裂变图像；⑤浸润性增生，但无纤维性间质反应，即使有也缺乏（**图1d**），另外肿瘤实质的坏死也看不出来等作为特征被举出。

Warkel等根据病理组织学的观察将GCC分为3种类型。即：①大体上小型均一，具有弱嗜酸性细胞质的细胞和类似于杯状细胞的肿瘤细胞，杯状细胞类型（goblet cell type）呈充实

胞巢状～索状排列；②非杯状细胞性肿瘤细胞排列成小腺管状的管状类型（tubular type）；③两种成分混合的混合类型（mixed type）。但是，肿瘤的病理组织图像并不统一，其判断往往很困难。

另外，在改称为杯状细胞腺癌的WHO分类第5版中，将其病理组织像大致分为低级别模式和高级别模式。低级别模式（**图1e**）的病理组织图像记载如下：①由杯状黏液细胞组成的腺管；②具有颗粒状嗜酸性细胞质的内分泌细胞和Paneth样细胞出现，核异型的轻度核裂变图像少（也发现了融合腺管和杯状细胞的小聚集团）；③可以看到细胞外黏液（有时会很明显）；④无纤维性间质反应，阑尾壁全周均有进展。

另一方面，高级别模式（**图1f**）记载如下：①黏液性或非黏液性肿瘤细胞的孤立浸润；②复杂吻合的腺管、筛状结构、片状排列，或者是带有高度异型的杯状细胞或类似印戒细胞的大型细胞集合体；③伴随着异型分裂像的非常多的核分裂图像和坏死（也有认为是普通腺癌成分的病例）；④认为伴有纤维性间质反应。在杯状细胞腺癌中，这种低级别模式和高级别模式混合存在，根据各自的病理组织图像所占的比率，分为1～3级（**表1**），其等级不同，预后也不同。

免疫组织化学特征

进行阿尔辛蓝Grimelius重染色后，可确认同一胞体内具有黏液和银颗粒的细胞（**图2**）。虽然不是杯状细胞类癌的必备诊断条件，但在免疫组织化学染色中，多数病例的内分泌细胞标记物中的突触素、嗜铬粒蛋白A、CD56等呈阳性。太田等对11例自试验进行了黏液性状的检索，半数为仅显示MUC2的肠型，1例为显示MUC2和MUC5AC两者的胃肠混合型，另外4例为不显示任何性状的无法分类。另外，未发现MLH1、MSH2、MSH6、PMS2等错配修复基因相关蛋白的表现降低。

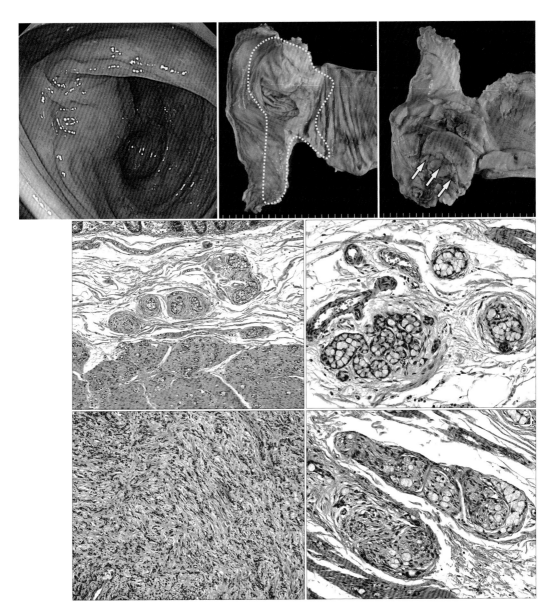

a	b	c
d	e	
f	g	

图1 [病例1] 阑尾杯状细胞类癌回盲部切除的病例。

a 下消化道内镜图像。在Bauhin瓣附近被识别为SMT样隆起，表面没有糜烂、溃疡的形成。病变的扩散也很难推测。

b～d 福尔马林固定后标本（b，c）和病理组织图像（d）。阑尾因肿瘤而弥漫性肿大（黄色箭头）。肿瘤在回盲部全周性广泛浸润（黄虚线），由于黏膜下层不伴随纤维性间质反应而浸润，肉眼难以识别，壁厚也不明显。

e 病理组织图像。杯状细胞或类似印戒细胞的细胞，排列成小充实胞巢状。缺乏核的异型性和多形性，也看不见核裂变图像。而且，几乎看不见纤维性间质反应（低级别模式；WHO杯状细胞腺癌）。这是典型的病理组织图像。

f 病理组织图像。均匀小型的非黏液性肿瘤细胞，伴有纤维性间质反应，呈索状或孤立性浸润（高级模式；WHO杯状细胞腺癌）。

g GCC的神经周围浸润图像。

表1 WHO显示的杯状细胞腺癌的等级系统

等级	管状或簇状生长 （低级模式）	管状或簇状生长的丧失 （高级模式的任意组合）
1	＞75%	＜25%
2	50%~75%	25%~50%
3	＜50%	＞50%

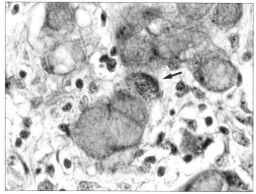

图2 阿尔辛蓝Grimelius重染色图像。可能是同时具有黏液和嗜银性颗粒的细胞（红色箭头）。

病理诊断要点

GCC 是一种呈现特征性病理组织图像的肿瘤，因此只要认识到这一点，其病理诊断就比较容易。但是，大多数情况是在阑尾切除后才被确诊的，因此追加治疗的适应症在临床上是一个很大的问题。关于右半结肠切除的适应，Bucker 等列举了肿瘤直径在 1cm 以上，浸润超过阑尾外膜，核分裂图像 2/10HPF 以上，阑尾切除断端阳性。另外，Tang 等还建议将典型的 GCC 病理组织图像分为 Group A，包括印戒细胞癌的成分在内的 Group B，以及包括低分化腺癌的成分在内的 Group C，再加上 T 因子、有无穿孔以及切除断端所见，综合评估后决定治疗方案。根据病期的不同，需要采取积极而适当的外科处理。

参考文献

[1]岩下明德，山田豊，八尾建史，他．外科切除虫垂2,169例の臨床病理学的検索．胃と腸 25: 1185–1194, 1990.

[2]太田敦子，岩下明德，原岡誠司，他．虫垂内分泌細胞腫瘍の臨床病理学的・免疫組織化学的検索—特に虫垂杯細胞カルチノイドの生物学的態度について．胃と腸 49: 451–462, 2014.

[3]岩下明德，黒岩重和，遠城寺宗知，他．虫垂の杯細胞カルチノイド（goblet-cell carcinoid）—杯細胞カルチノイドは本当にカルチノイド腫瘍の1 variantか？ 胃と腸 24: 939–947, 1989.

[4]大腸癌研究会（編）．大腸癌取扱い規約，第9版．金原出版，2018.

[5]WHO Classification of Tumours Editorial Board（ed）. WHO Classification of Tumours, Digestive System Tumours, 5th ed. IARC press, Lyon, pp 135–155, 2019.

[6]Gagne F, Fortin P, Dufour V, et al. Tumor de l'appendice associant des caracteres histologiques de carcinoide et d'adenocarcinoma. Ann Anat Pathol 14: 393–406, 1969.

[7]Subbuswamy SG. Goblet cell carcinoid of the appendix. Cancer 34: 338–344, 1974.

[8]大和哲郎，武藤賢二．虫垂Carcinoidの1例．外科診療 9: 861–865, 1967.

[9]岩下明德，豊島里志，遠城寺宗知，他．虫垂の杯細胞カルチノイド（goblet cell carcinoid）．癌の臨 27: 268–275, 1981.

[10]Soga J, Yakuwa Y. Goblet cell carcinoids of the appendix: a statistical evaluation of the biological behaviors in 170 cases collected from the literature as compared 456 ordinary type appendiceal carcinoids. J Exp Clin Cancer Res 14: 145–153, 1995.

[11]豊田哲鎬，塩谷猛，渋谷哲男，他．虫垂切除後に診断された虫垂杯細胞カルチノイドの1例．日外科系連会誌 37: 802–806, 2012.

[12]Tang LH, Shia J, Soslow RA, et al. Pathologic classification and clinical behavior of the spectrum of goblet cell carcinoid tumors of the appendix. Am J Surg Pathol 32: 1429–1443, 2008.

[13]Isaacson P. Crypt cell carcinoma of the appendix（So-called adenocarcinoid tumor）. Am J Surg Pathol 5: 213–224, 1981.

[14]Shenoy S. Goblet cell carcinoids of the appendix: Tumor biology, mutations and management strategies. World J Gastrointest Surg 27: 660–669, 2016.

[15]Warkel RL, Cooper PH, Helwing EB. Adenocarcinoid, a mucin producing tumor of the appendix: a study of 39 cases. Cancer 42: 2781–2793, 1978.

[16]Bucher P, Gervaz P, Ris F, et al. Surgical treatment of appendiceal adenocarcinoid（goblet cell carcinoid）. World J Surg 29: 1436–1439, 2005.

肛门：尖锐湿疣

——尖锐湿疣

海崎 泰治[1]

[1] 福井県立病院病理诊断科
〒910-8526 福井市四ツ井 2 丁目 8-1
E-mail：y-kaizaki-4a@pref.fukui.lg.jp

关键词　尖锐湿疣　人乳头状瘤病毒　*P*16

概念、定义

尖锐湿疣（condyloma acuminatum）是指人乳头状瘤病毒（human papilloma virus，HPV）感染引起的复层鳞状上皮良性乳头状增殖性病变，与外阴部、阴道等发生的病变相同。低风险的 HPV 与发生有关，大多数是 6 型和 11 型。作为性传染病的一种，尖锐湿疣发病的风险有活跃的性生活，免疫抑制状态（糖尿病、类固醇的口服、妊娠）、HIV（人类免疫缺陷病毒）感染等。尖锐湿疣本身并没有恶性化，HIV 感染患者少有恶性。

肉眼特征

本疾病发生在肛管~肛门周围皮肤，色调为白色，伴有部分发红，大小可超过数毫米至 3cm。乳头状隆起、平坦隆起、息肉状隆起的形态混合在一起，呈分散性或密集性。表面结构表现为微细颗粒状、绒毛状、鸡冠状（**图1a，b**）。

病理组织学特征

以血管纤维间质为轴，由伴有过角化、复合角化的乳头状、增生性增殖的复层鳞状上皮构成（**图1c**）。上皮分化良好，从基底到表层呈成熟倾向。在上皮表层中，可以看到核周围呈明显空洞状，显示 HPV 感染所见的挖空细胞，可以看到核肿大、核形不整，染色质增多（**图1d**）。另一方面，在基底侧核的大小不同，看不到核形不整。

免疫组织化学特征

尖锐湿疣和与 HPV 相关的异型增生（鳞状上皮内瘤变）和鳞状细胞癌进行鉴别时，可使用 *P*16 和 *Ki*-67 的免疫组织化学染色。在异型增生和鳞状细胞癌中，*P*16 的细胞核和细胞质呈块状阳性，从基底层向表层扩散的 *Ki*-67 呈阳性表现，但是这些在尖锐湿疣中是不可见的（**图1e，f**）。

通过原位杂交检测高风险 HPV 和 HPV 类型的方法对 HPV 相关肿瘤的鉴别是有效的，但临床上并不常用。

病理诊断（活检诊断）要点

在 HE 染色图像中，即使怀疑是尖锐湿疣，如果发现 *P*16 的块状阳性，以及 *Ki*-67 的基底

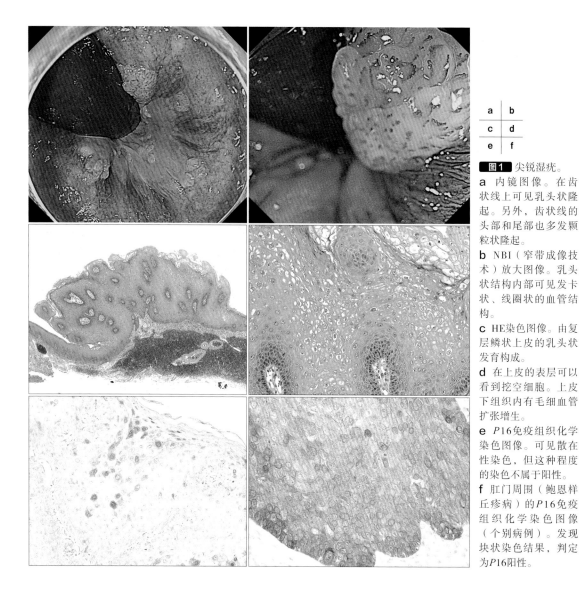

a	b
c	d
e	f

图1 尖锐湿疣。
a 内镜图像。在齿状线上可见乳头状隆起。另外，齿状线的头部和尾部也多发颗粒状隆起。
b NBI（窄带成像技术）放大图像。乳头状结构内部可见发卡状、线圈状的血管结构。
c HE染色图像。由复层鳞状上皮的乳头状发育构成。
d 在上皮的表层可以看到挖空细胞。上皮下组织内有毛细血管扩张增生。
e P16免疫组织化学染色图像。可见散在性染色，但这种程度的染色不属于阳性。
f 肛门周围（鲍恩样丘疹病）的P16免疫组织化学染色图像（个别病例）。发现块状染色结果，判定为P16阳性。

层以外有扩散的情况，则不能诊断为尖锐湿疣，而应诊断为异型增生或鳞状细胞癌的合并，或者诊断为免疫缺陷状态下的尖锐湿疣癌化。

具有乳头状构造、肿瘤细胞缺乏异型的鳞状细胞癌，即疣状癌（verrucous carcinoma），应作为鉴别疾病。疣状癌由没有血管纤维间质轴，只有上皮的乳头状增生构成。深部表现为向内挤压性发育，与HPV缺乏关联，挖空细胞也未被发现。

参考文献
[1]Lam AK. Anal condyloma. *In* WHO Classification of Tumours Editorial Board（eds）. WHO Classification of Tumours, Digestive System Tumours, 5th ed. IARC press, Lyon, pp 200–201, 2019.
[2]上田涉，大川清孝，焦光裕，他．肛門管尖圭コンジローマ．胃と腸 52; 824–826, 2017.
[3]Albuquerque A, Rios E, Dias CC, et al. p16 immunostaining in histological grading of anal squamous intraepithelial lesions: a systematic review and meta-analysis. Mod Pathol 31; 1026–1035, 2018.

肛门：肛管癌、与肛瘘相关的癌

——肛管癌、与肛瘘相关的癌

儿玉 真[1]　　　　山名 哲郎[2]　　　　冈本 欣也

古川 聪美[1]　　　阿部 佳子[1]　　　八尾 隆史[3]

[1] 東京山手メディカルセンター病理診断科
〒 169-0073 東京都新宿区百人町 3 丁目 22-1
E-mail : mkodpthl@tmd.ac.jp
2）同　大腸・肛門病センター
3）順天堂大学大学院医学研究科人体病理病態学
講座

关键词　与肛瘘相关的癌　肛管癌　黏液癌　扁平上皮癌　Crohn 病

概念、定义

所谓肛管，在《大肠癌处理规约》中，定义为从耻骨直肠肌肉附着部位上缘到肛门缘（与有毛皮肤的结合部）的管状部，与外科的肛管相同，从肛管发生的癌，称为肛管癌。肛管癌的发病率是，在日本每 10 万人中就有 0.3 人，与此相对，美国每 10 万人中有 1.3 人，日本的肛管癌发病率比美国低。另外，在肛管癌的组织类型上，日本以腺癌居多，而欧美以鳞状细胞癌为多，日本和欧美在肛管上发生的癌肿组织类型的频率也不同。

痔瘘癌是肛管癌的一种，以既往痔瘘为发源地。典型的是从长期的痔瘘中产生的，也有从短期的痔瘘中产生的报告。组织类型以黏液癌最多，大部分是腺癌，在日本的处理规约中被归类于腺癌。不过，也有可能发生鳞状细胞癌。在肛管领域，腺癌分为管内型和管外型，与直肠腺癌管内型不同，痔瘘癌属于管外型腺癌。多与 Crohn's 病并发，与 Crohn's 病合并的痔瘘癌与特发性痔瘘癌相比，其临床病理学

表1　肛管癌的分类

1. 腺癌
  1.1 直肠型
  1.2 管外型
  ＞痔瘘癌
  ＞肛门腺癌
2. 鳞状细胞癌
3. 腺鳞状细胞癌
4. 类癌
5. 内分泌细胞癌
6. 其他

〔大肠癌研究会（编）：大肠癌处理规约，第9版，金原出版社，2018开始制作〕

特征不同。

肛管产生的癌在处理规约中按**表1**分类。另外，在处理规约中，痔瘘癌被分类为肛管癌中的腺癌之一。以下，分为痔瘘癌和痔瘘癌以外的肛管癌，对各自的特征进行概述。

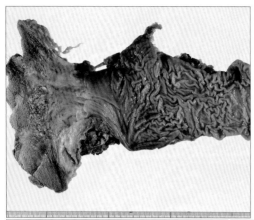
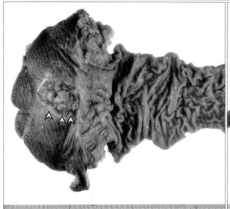
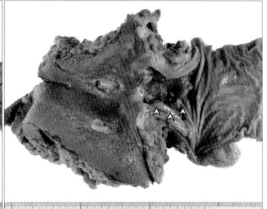

<table>
<tr><td>a</td><td colspan="2">图1 痔瘘癌切除标本的肉眼图像。
a 由于痔瘘癌是以壁外为主体增生的, 所以从表层鉴定病变有困难。
b 瘘管开口处可见癌的暴露（黄色箭头）。
c 在1次孔周围发现溃疡形成（黄色箭头）</td></tr>
<tr><td>b</td><td>c</td><td></td></tr>
</table>

肉眼特征

1. 痔瘘癌

　　由于以壁外增殖为主，早期很难从表层识别病变（**图1a**）。病情发展时，病变会暴露在瘘管开口处（**图1b**），进一步发展多呈3型（**图1c**）。

2. 痔瘘癌以外的肛管癌

　　管内型（直肠型）腺癌与结、直肠癌呈现相同的肉眼型。鳞状细胞癌表现为多伴有隆起型和溃疡形成等多种肉眼形态，有时很难与瘘管、痔核、湿疹等良性病变鉴别。

组织病理学特征

1. 痔瘘癌

　　黏液癌最常见（**图2**），包括分化型在内大部分为腺癌，也可以看到鳞状细胞癌的发生（**图3**）。根据来自日本的报告，黏液癌占全部痔瘘癌的60.8%，鳞状细胞癌占3.2%。Crohn病合并痔瘘癌的组织类型中，与特发性痔瘘癌相比，低分化腺癌的比率较高（**图4**）。另外，脉管侵犯明显，转移和复发病例多，与特发性痔瘘癌相比预后不良。

2. 痔瘘癌以外的肛管癌

　　管内型腺癌呈现与结、直肠癌相同的病理

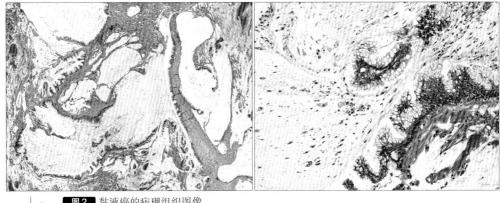

a | b **图2** 黏液癌的病理组织图像。
a 肿瘤细胞形成黏液湖并不断增殖。
b 可见具有丰富黏液的肿瘤细胞增殖。

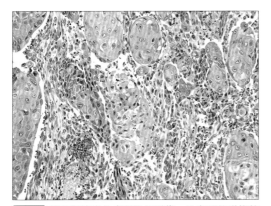

图3 鳞状细胞癌的病理组织图像。具有不整形核的肿瘤细胞以胞巢状增殖。有角化倾向。

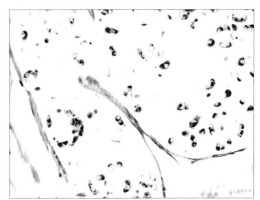

图4 低分化腺癌的病理组织图像。在黏液湖内可见低分化肿瘤细胞的增殖。

组织图像。鳞状细胞癌的组织分化程度多种多样，但大部分都表现出鳞状细胞癌的典型病理组织图像。

免疫组织化学特征、基因异常

1. 痔瘘癌

　　肛管的腺系上皮有直肠上皮、移行上皮。免疫组织化学上的直肠上皮显示 CK20、CDX2 阳性，CK7 阴性，移行上皮显示 CK20、CDX2 阴性，CK7 阳性。痔瘘癌中的腺癌，大部分是 CK20、CDX2 阳性，一般认为性状接近直肠上皮的病例较多，但除了 CK20、CDX2 外，CK7 呈阳性的情况也较多（**图5**）。很少有典型的

移行上皮样性状。

2. 痔瘘癌以外的肛管癌

　　管内型腺癌的特征与结、直肠癌相同。鳞状细胞癌与人乳头状瘤病毒（human papilloma virus，HPV），大部分病例中 HPV1 有很大的关联。

病理诊断（活检诊断）要点

　　痔瘘癌是以壁外增殖为主，所以很多情况下肉眼难以鉴别。不过，从瘘管中流出胶冻，临床上高度怀疑为癌症。因此，活检时最好是从胶冻漏出部分的瘘管或胶体周围的硬结部位采集。另外，由于胶冻内也可能含有肿瘤成分，

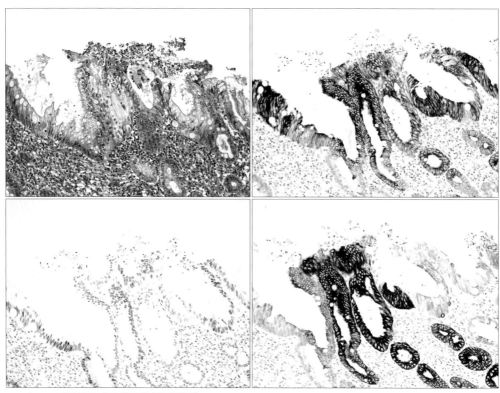

图5 痔瘘癌的病理组织图像。

a	b
c	d

a HE染色。
b CK20染色。
c CDX2染色。
d CK7染色。

因此活检时胶冻也应作为标本提交。

参考文献

[1]大腸癌研究会（編）：大腸癌取扱い規約，第9版．金原出版，2018.

[2]Islami F, Ferlay J, Lortet-Tieulent J, et al. International trends in anal cancer incidence rates. Int J Epidemiol 46: 924–938, 2017.

[3]鮫島伸一，澤田俊夫，長廻紘．本邦における肛門扁平上皮癌，痔瘻癌の現況，第59回大腸癌アンケート調査報告．日本大腸肛門病会誌 58: 415–421, 2005.

[4]Kodama M, Kobayashi D, Iihara K, et al. Adenocarcinoma within anorectal fistulae: different clinicopathological characteristics between Crohn's disease-associated type and the usual type. Mod Pathol 32: 314–325, 2019.

[5]Salati SA, Kadi AA. Anal cancer-a review. Int J Health Sci 6: 206–230, 2012.

[6]Sun G, Dong X, Tang X, et al. The prognostic value of HPV combined p16 status in patients with anal squamous cell carcinoma: a meta-analysis. Oncotarget 9: 8081–8088, 2017.

肛门：恶性黑色素瘤

——恶性黑色素瘤

海崎 泰治[1]

[1] 福井県立病院病理診断科
〒910-8526 福井市四ツ井 2 丁目 8-1
E-mail：y-kaizaki-4a@pref.fukui.lg.jp

关键词　　恶性黑色素瘤　黑素细胞　HMB45　米兰 A

概念、定义

恶性黑色素瘤是源自黑色素细胞或母斑细胞的恶性肿瘤。消化道原发的恶性黑色素瘤很少见，直肠肛门部和食管均为好发部位，有报告说，在日本的频率为所有恶性黑色素瘤的4.6%，直肠肛门部恶性肿瘤的0.38%。日本和欧美均以女性居多，男女比例为 1 :（1.7 ~ 2.4），日本报告病例的平均年龄为 60 岁。

肉眼特征

肿瘤在齿状线上下均可发生，肉眼可见息肉状或隆起性病变。表面多被正常黏膜覆盖，多为黏膜下肿瘤（submucosal tumor，SMT）样形态，但也有形成溃疡的。不一定呈黑色，约1/4 的病例也可见无黑色素的病灶，同一病灶内有时也可见黑色部分和没有黑色素的部分共存。显示黑色时，周围黏膜多有黑色的渗出（**图1a ~ c**）。

病理组织学特征

病理组织学上与其他脏器中产生的恶性黑色素瘤一样，由显示清晰的核小体的大型圆形核和具有淡嗜酸性或两染性的胞体的肿瘤细胞的密集的弥漫性增殖构成。肿瘤细胞形态多为圆形至椭圆形的类上皮细胞，但也存在由肉瘤样的纺锤形细胞构成的个别病例。肿瘤细胞产生的相当于黑色素颗粒的茶褐色色素在肿瘤细胞质内被发现，但无黑色素的病例中也有完全没有黑色素颗粒的情况（**图1d，e**）。核有偏心倾向，特别是和低分化腺癌的鉴别是问题所在。

免疫组织化学特征

在免疫组织化学染色中 S-100 蛋白、HMB45、黑色素 A（melan A）、SOX10 呈阳性，根据抗体的不同，灵敏度和特异性也有差异，需要组合多个标记物进行综合诊断。上皮性标记物（细胞角蛋白等）、淋巴瘤标记物（CD45等）呈阴性。

皮肤恶性黑色素瘤中发现 BRAF 的基因突变为 35% ~ 40%，可作为治疗靶点使用，但是直肠肛门部恶性黑色素瘤则低至约 10%。另一方面，KIT 基因突变（约 20%）比皮肤恶性黑色素瘤还多。

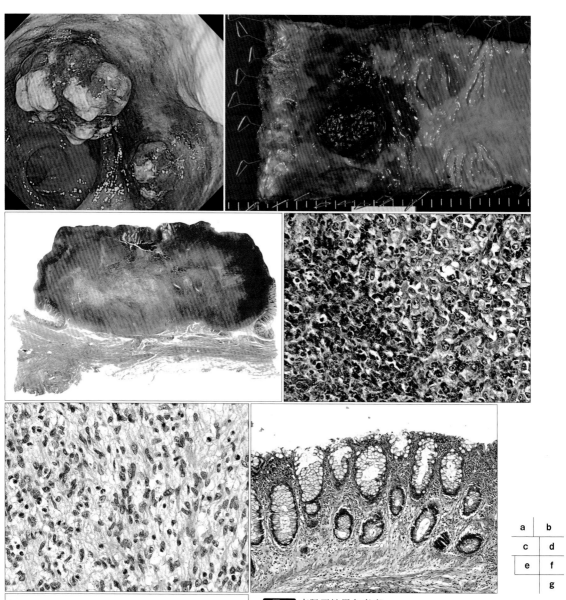

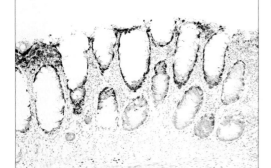

a	b
c	d
e	f
	g

图1 直肠恶性黑色素瘤。

a 内镜图像。直肠下部发现有两个多结节状的黑色调隆起性病变。除了隆起部以外，黑色色调的黏膜也在扩大。

b 切除标本的肉眼图像。齿状线口侧发现有黑色的隆起性病变，隆起的周围黏膜上有黑色的渗出。

c 放大图像。具有黑色色素的肿瘤以黏膜下层为中心充实性地增殖。表面可以看到被正常黏膜覆盖的部位和黏膜内肿瘤浸润的部位。

d HE染色图像。有显示明显核小体的大型圆形核和具有淡嗜酸性胞体的肿瘤细胞的增殖。也发现了含有黑色素的肿瘤细胞。

e HE染色图像。纺锤形细胞明显，也有肿瘤细胞增殖的部位，此处未发现黑色素颗粒。

f HE染色图像。肿瘤的周围黏膜上，腺管边缘有黑色素的肿瘤细胞浸润（junctional change），HE所见不清楚。

g HMB45染色图像。腺管边缘排列着HMB45阳性的肿瘤细胞。

病理诊断（活检诊断）要点

在病理组织学上诊断直肠肛门部原发恶性黑色素瘤时，在肿瘤周边部发现的肿瘤胞巢或肿瘤细胞上皮内发育的接合性变化（junctional change）的存在很重要（**图 1f，g**）。

肿瘤内有黑色素颗粒的病例很容易诊断，但在缺乏黑色素或完全没有黑色素的病例（无黑色素的黑色素瘤）中，与低分化腺癌或未分化癌、恶性淋巴瘤、低分化鳞状细胞癌、类上皮型 GIST（胃肠道间质肿瘤）等的鉴别很困难。

鉴别是用免疫组织化学方法进行的，因为正常的黑色素细胞及恶性黑色素瘤呈 c-kit 阳性，因此不能以此观点诊断为类上皮型 GIST。

参考文献

[1]Scolyer RA, Prieto VG. Mucosal melanoma of the digestive system. *In* WHO Classification of Tumours Editorial Board（eds）. WHO Classification of Tumours, Digestive System Tumours, 5th ed. IARC press, Lyon, pp 502–503, 2019.

[2]栗原浩幸，金井忠男，金井慎一郎，他. 悪性黒色腫. 胃と腸 53: 996–998, 2018.

[3]山﨑明，斎藤彰一，高松学，他. 悪性黒色腫—内視鏡的に黒色調を呈さないamelanotic病変. 胃と腸 53: 1000–1003, 2018.

下消化道：神经内分泌肿瘤（NET）、神经内分泌癌（NEC）

——神经内分泌肿瘤、神经内分泌癌

伴 慎一[1]　　　松岛 惇　　　佐藤 泰树

佐藤 阳子　　　藤井 晶子　　　小野 祐子

[1] 獨協医科大学埼玉医療センター病理診断科
〒343-8555 越谷市南越谷 2 丁目 1-50
E-mail：shinba@dokkyo-med.ac.jp

关键词　大肠　直肠　NET　NEC　免疫组织化学

概念、定义

　　肿瘤细胞呈内分泌分化或神经内分泌分化的上皮性肿瘤［神经内分泌肿瘤（NEN）］在全消化道生长，首先需要理解以下列举的 4 点。整个消化道的 NEN 基本上是共通的，本文针对的是下消化道，作为大肠癌处理规约（以下称为规约）和 WHO 分类的比较记载。

　　①如规约所述，消化道原发的 NEN 分为由低异型度细胞组成的整体预后良好的类癌瘤（carcinoid tumor）和由高异型度细胞组成的预后不良的内分泌细胞癌（endocrine cell carcinoma），两者最好视为发生机制不同的两个实体。关于这一点，近 10 年来，虽然在与仅以肿瘤增殖能力为指标的 NEN 的 WHO 分类关系上存在一些分歧，但在最新的 WHO 分类中，可以认为前者对应 NET（神经内分泌瘤），后者对应 NEC（神经内分泌癌）。顺便说一下，在 WHO 分类中，"carcinoid" 这个术语根据消化道的不同，有的记载为 "acceptable"，有的记载为 "not recommended"。以下，本文将使用 WHO 分类中的 NET 和 NEC 术语进行描述。在 WHO 分类中，NET 根据其增殖能力被分类为 G1、G2、G3。

　　②NEN（基本上是 NEC）含有非 NEN 成分（腺癌居多）时，规约和 WHO 分类的处理方法不同。在前者中，没有根据各自成分的多寡对肿瘤进行亚分类（在规约中，伴有腺癌的情况下记载为腺内分泌细胞癌）。另一方面，WHO 分类中，非 NEN 成分或 NEN 成分的比例小于 30% 时，前者诊断为 NEN，后者诊断为非 NEN（腺癌等），两者成分在 30% 以上的肿瘤为 MiNEN 混合性神经内分泌 - 非神经内分泌肿瘤（mixed neuroendocrine non-neuroendocre neoplasm）。

　　③NET 或 NEC 发生的频率因消化道的部位而不同，另外，欧美和日本发生的部位也有很大差异。关于 NET，从胚胎学的观点来看，把消化管的部位分成前肠（胃、十二指肠），中肠（空肠、回肠、阑尾、右半结肠）以及后肠（左半结肠、直肠）来观察肿瘤的发生比较好。就本文的对象——下消化道来看，欧美的中肠（小肠、阑尾）发生的 NET 较多，而日本的后

肠（特别是直肠）的 NET 占绝大多数。NEC 是相对于 NET 而言发生频率较低的肿瘤，特别是小肠和阑尾的 NEC 极为罕见。

④对于 NEN 的病理组织学诊断，为了确认肿瘤细胞的神经内分泌分化和增殖能力，必须进行免疫组织化学检测。但是，NEN 是在 HE 染色标本上呈现一定病理组织学特征的肿瘤，而不是单纯的部分含有神经内分泌细胞标记物阳性的细胞的肿瘤。

肉眼和病理组织学特征

1. 直肠NET

直肠 NET 作为下消化道区域的 NEN 发病频率最高，绝大多数被发现的病变为 1cm 以下，最大可达 2cm。许多肿瘤从黏膜深部及黏膜肌层区域向黏膜下层增殖，形成小结节状肿瘤，但部分增大的肿瘤可侵及固有肌层，偶尔可侵及外膜。与普通腺瘤和腺癌等上皮性肿瘤不同，由于肿瘤表面被非肿瘤性黏膜组织覆盖，呈现黏膜下肿瘤（submucosal tumor，SMT）样的隆起性病变。小病变被看成是平缓的丘状隆起（有时也会呈分叶状）（**图 1a**），随着大小的增加，成为更加突出的明显的广基性隆起。病变略呈黄色，剖面的肉眼图像也呈黄色（**图 1b**）。病变增大，随着黏膜表面的肿瘤增生，表面的一部分出现发红和轻度的凹陷，然后糜烂、溃疡形成，肿瘤成分暴露在表面（**图 1c**）。

在病理组织学上，从呈均匀颗粒状色度素的类圆形到由卵圆形的单调的核和弱嗜酸性的细胞质构成的相对高 N/C 比率的立方状、低圆柱形、多菱形的细胞，在构建小腺管状、索状 - 吻合状（所谓的丝带状）、索状、小胞状、岛状胞巢状的同时增殖（**图 1d**）。也可见到核的大小不一、核形的不完整、核排列的混乱等异型稍显突出的病例（**图 1e**）。肿瘤细胞胞巢随着富含精细血管的纤维性间质密集地增殖，但在深层先进部等，有时也可以看到大面积的玻璃样间质。肿瘤深部边缘多呈边界清晰的压排状边界（**图 1b**），但在侧方肿瘤边缘部等处，有时伴有分散的浸润性增生灶（**图 1f**）。核分裂的频率通常很低（**图 1e**）。多数情况下轻度，但也有被确认为淋巴管侵袭、静脉侵袭、神经侵袭（**图 1f**）的例子。

2. 大肠NEC

虽然发病率较低，但从盲肠到直肠，大肠全长均可发生 NEC。虽然被发现时多为进展癌，但也有早期癌症病例的报告。进展癌在肉眼上可以看到 1 ~ 4 型的任何一种肉眼型，但是多为 2 型或 3 型溃疡性病变。虽然也有难以与普通大肠癌肉眼图像区别开来的情况（**图 2a**），但溃疡底部经常被厚厚的坏死层覆盖，给人留下不干净的印象，黏膜下块状增生，周堤部显示 SMT 样要素的情况也不少（**图 2b**）。周堤部的所见，根据非内分泌细胞癌成分（腺瘤、腺癌）的存在及数量、形态而变化（**图 2c，d**）。1 型的情况也常常呈现不完整的坏死性表面（**图 2e**）。早期癌症病例为 0- Ⅰ 型或 0- Ⅱ 型，以及它们的复合型，这个也并存的腺瘤、腺癌的有无和量、形态影响了肉眼所见。

NEC 在病理组织学上可分为小细胞型或小细胞癌（small cell type / small cell carcinoma）和大细胞型（large cell type），但也有两者难以鉴别和两者并存的例子。小细胞型（小细胞癌）是染色质浓染性的类圆形、卵圆形，短梭状核看起来是裸核状，N/C 比率非常高的相对小型肿瘤细胞形成密集的胞巢并增殖的图像是典型的表现（**图 2f**）。另一方面，大细胞型是由类圆形、卵圆形或稍不整形、具有与核小体稀疏的微粒状色度素的比较明显的大型核和相对丰富的淡嗜酸性细胞组成的多边形细胞，形成大型的薄片状，基本上形成充实状胞巢并呈现增殖（**图 2g**）。任何一种情况下，都可以看到一部分带有不规则的索状排列和罗列状排列。多数核分裂图像容易识别，并且常常在肿瘤胞巢内发现边界明显的凝固坏死灶（**图 2g**）。肿瘤胞巢间的间质毛细血管丰富，淋巴管浸润和静脉浸润明显。

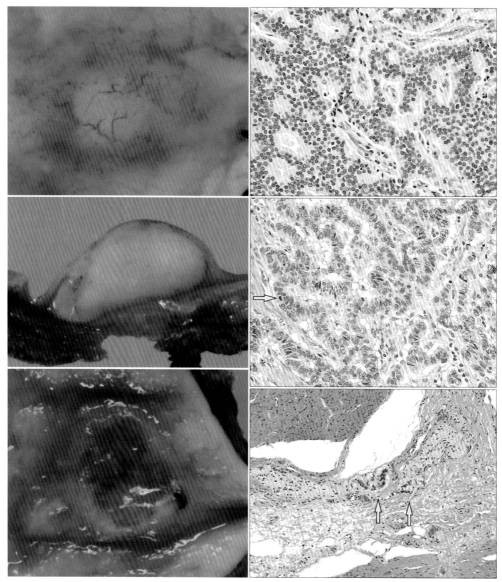

a	d
b	e
c	f

图1 直肠NET（类癌瘤）的肉眼图像及病理组织图像。

a 5mm的NET G1的肉眼图像。黄色调的SMT样丘状隆起。可见表面上显示的血管。

b 1.2cm大的NET G1的剖面肉眼图像。在被显示的黏膜下呈边界清晰的黄色肿块。

c 1.2cm大的NET G2肉眼图像。表面呈溃疡，呈现小型的2型肿瘤样。可发现对固有肌层的浸润。

d 呈现1.2cm大的广基性隆起的NET G1的病理组织图像。呈现小腺管状、索状–吻合状（所谓的丝带状）、岛状胞巢状等结构。肿瘤细胞单调，异型性弱。

e 和c同一病例的病理组织图像。呈索状、吻合状的结构，细胞异型比d明显。可发现少数的核分裂图像（黄色箭头）。

f 和d同一病例的病理组织图像。在固有肌层之间呈微索状胞巢浸润，肌层间神经丛也可见浸润（黄色箭头）。尽管这个例子是NET G1，但也发现了淋巴结转移。

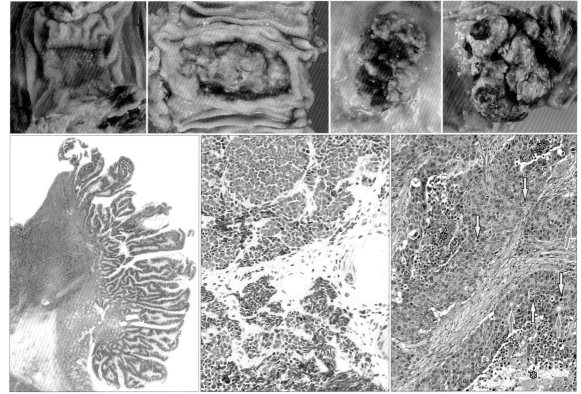

a	b	c	e
d	f	g	

图2 大肠NEC的肉眼图像和病理组织图像。

a 肉眼图像。横结肠，2.8cm×2.4cm大的2型肿瘤。与普通的大肠腺癌的肉眼所见类似。

b 肉眼图像。乙状结肠，8cm×4cm大的2型肿瘤。覆盖周堤部的非肿瘤性黏膜明显。溃疡底部凹凸不平很明显，坏死物质也很明显。

c 肉眼图像。直肠，3cm×2cm大的2型肿瘤。周堤部呈小颗粒集簇状。

d 和c相同的病理组织图像（弱扩大图像）。周堤部由包含高分化管状绒毛腺瘤的管状绒毛腺瘤组成（右侧），溃疡部由NEC的增生组成（左侧）。

e 肉眼图像。直肠，8cm×7cm大的1型肿瘤。粗大结节状，呈坏死性不完整的表面。

f 小细胞型NEC（小细胞癌）的病理组织图像（横结肠的2型肿瘤）。虽然是活检组织，但是像下侧的核常常呈现线状的改变。

g 大细胞型NEC的病理组织图像（与a相同的例子）。呈铺石状充实性胞巢，到处可见蔷薇状或微腺腔调（蓝色箭头）。核分裂图像（黄色箭头）和凝固坏死巢（*）很明显。

3. 其他部位的NET

　　小肠的 NET 在日本比较少见，但有一点需要注意，即原发灶位于不易确认的部位，而转移灶却很明显，有时转移灶更容易被发现。另外，在阑尾炎的阑尾切除检查中偶然发现小NET 的情况很多。虽然临床上出现问题的情况比较少，但在检查阑尾切除标本时需要注意。

免疫组织化学的特征和注意点以及基因异常

　　在 NEN 的病理诊断中，肿瘤细胞的神经内分泌特征需要应用免疫组织化学进行确认（**图3**）。此时，最基本的标记是色素 A（chromogranin A，CGA）和肉毒杆菌素（synaptophysin；SYN）（**图3b，c**），此外，还使用 CD56（NCAM）和 PGP9.5 等。在 NEN 的病理诊断中有必要预

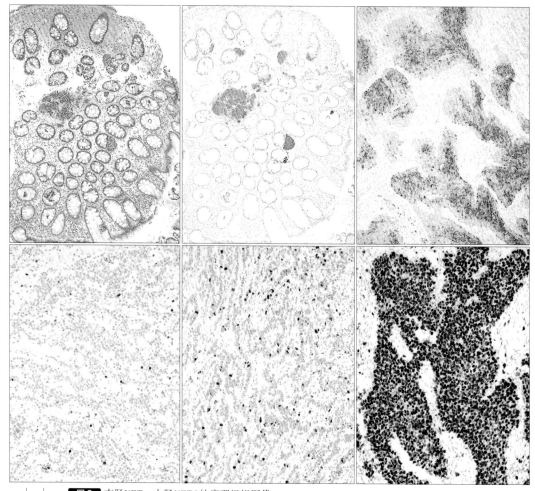

图3 直肠NET、大肠NETC的病理组织图像。

a 直肠NET的活检组织病例。大部分为非肿瘤性黏膜组织，黏膜固有层有少量变性的肿瘤细胞胞巢。

b 对a的连续切片进行SYN免疫组织化学染色。肿瘤细胞胞巢呈现均匀阳性，其存在明了。另外，CGA完全呈阴性。

c 针对NEC的CGA免疫组织化学染色（与**图2a，g**相同示例）。虽然可以看到足以诊断为NEC的阳性图像，但肿瘤胞巢的染色性不均匀。

d 针对直肠NET的*Ki*-67免疫组织化学染色（与**图1d，f**相同示例）。阳性率1.4%。

e 针对直肠NET的*Ki*-67免疫组织化学染色（与**图1c，e**相同示例）。阳性率8.4%。

f 针对大肠NEC的*Ki*-67免疫组织化学染色（与**图2a，g**相同示例）。阳性率极高，大部分肿瘤细胞核呈阳性。

先认识以下几点。

①直肠 NET 通常是 SYN 呈弥漫性阳性（**图3b**），CGA 部分呈阳性的例子不少，也有阴性的例子。

②在 NEC 中，免疫组织化学的标记多不呈弥漫性、均匀阳性（**图 3c**）。虽然标准不一定明确，但 CGA 或 SYN 至少要在被视为 NEC 的肿瘤细胞区域的 2/3 左右呈阳性。当特异性最高的神经内分泌标志物 CGA 呈阴性时，最好确认其他多个标记物的充分阳性图像。

另外，用于基于 WHO 分类的 grading 的 *Ki*-67 以及用于确认有无淋巴管侵袭的 D2-40 的免疫组织化学染色也被认为是必要的检测（参照后述）。

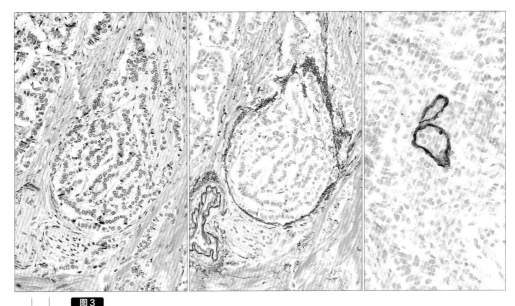

g h i

图3

g，h 直肠NET静脉侵袭部（2cm大，只有固有肌层浸润的NET G1）。在HE染色标本（g）中，静脉浸润不清楚，但在连续切片的弹性纤维染色标本（h）中，显然只能浸润动脉（左下）附近的静脉。

i 针对直肠NET的D2-40免疫组织化学染色（与图1c、e相同示例）。淋巴管内皮呈阳性，肿瘤胞巢密集增生的部分淋巴管浸润变得明显（HE染色标本的识别几乎不可能）。

关于下消化道的 NEN，基因突变的检测对日常病理诊断直接贡献的例子很少。直肠 NET 方面，缺乏有关基因突变的报告。大肠 NEC 有不少伴随着腺瘤、腺癌成分，被认为是作为前驱病变，在遗传基因上也有报告证明了两种成分的关联。

病理诊断、活检组织诊断的注意事项

以下列举了包括活检组织诊断在内的实际病理诊断时应注意的事项。

① NET 为了呈现 SMT 的增殖，在活检组织中只采集非肿瘤性黏膜，或只采集少量破碎肿瘤组织的情况也不在少数（**图3a**）。NEC 也有因周堤部的 SMT 样增生和溃疡部的厚坏死组织，肿瘤组织很难被采集的情况。即使是少量破碎的肿瘤组织，通过免疫组织化学染色的研究也是有用的（**图2f；图3a，b**）。

② 小细胞型 NEC 在 HE 染色标本中很容易被识别，而大细胞型 NEC 尤其在活检组织中很难与低分化癌进行区分。对于呈现充实状胞巢的癌，最好积极地增加多个神经内分泌标记的免疫组织化学染色并确认（**图3c**）。

③ NEC 伴有腺瘤、腺癌成分时（**图2c，d**），活检可能只采集到这些成分，因此需要注意病变形态，从各部位进行活检。如前所述，在 WHO 分类中，NEC 成分小于 30% 的情况下为非神经内分泌细胞癌的病理诊断，但 NEC 成分即使是少量也会影响预后，因此必须在报告书中记载 NEC 成分的存在。

④ 在 WHO 分类中，基于核分裂像数或免疫组织化学染色的 Ki-67 阳性率等增殖能力，NET 被分为 G1、G2、G3（**图3d，e**），即使是被评价为 NET G1（裂变像数 < $2/2mm^2$ 和 Ki-67 阳性率 < 3%）的肿瘤，当肿瘤直径超过 1cm、固有肌层浸润、细胞异型活跃、脉管浸润等表现时，也有可能会发生转移（**图1d，f；图3d**）。因此，评价 NET 的恶性程度时，不

仅要考虑增殖能力，还要考虑以上的结论。另外，实际上在消化道中NETG3的例子并不多见。另外，大肠NEC一般都有超过50%的非常高的 Ki-67阳性率（**图3f**）。

⑤静脉浸润和淋巴管浸润，在HE染色标本上有不少难以识别的情况。特别是NET，常常无法识别。分别需要追加弹性纤维染色以及D2-40的免疫组织化学染色并进行确认（**图3g~i**）。

参考文献

[1]WHO Classification of Tumours Editorial Board（eds）. WHO Classification of Tumours, Digestive System Tumours, 5th ed. IARC press, Lyon, pp 56–58, 2019.

[2]WHO Classification of Tumours Editorial Board（eds）. WHO Classification of Tumours, Digestive System Tumours, 5th ed. IARC press, Lyon, pp 104–109, 2019.

[3]WHO Classification of Tumours Editorial Board（eds）. WHO Classification of Tumours, Digestive System Tumours, 5th ed. IARC press, Lyon, pp 131–134, 2019.

[4]WHO Classification of Tumours Editorial Board（eds）. WHO Classification of Tumours, Digestive System Tumours, 5th ed. IARC press, Lyon, pp 152–155, 2019.

[5]WHO Classification of Tumours Editorial Board（eds）. WHO Classification of Tumours, Digestive System Tumours, 5th ed. IARC press, Lyon, pp 188–191, 2019.

[6]WHO Classification of Tumours Editorial Board（eds）. WHO Classification of Tumours, Digestive System Tumours, 5th ed. IARC press, Lyon, pp 212–213, 2019.

[7]大腸癌研究会（編）. 大腸癌取扱い規約，第9版. 金原出版, pp 58–59, 2018.

[8]海崎泰治. 上部消化管：カルチノイド腫瘍・内分泌細胞癌. 胃と腸 55: 450–454, 2020.

[9]WHO Classification of Tumours Editorial Board（eds）. WHO Classification of Tumours, Digestive System Tumours, 5th ed. IARC press, Lyon, pp 16–22, 2019.

[10]Ito T, Igarashi H, Nakamura, K, et al. Epidemiological trends of pancreatic and gastrointestinal neuroendocrine tumors in Japan: a nationwide survey analysis. J Gastroenterol 50: 58–64, 2015.

[11]河内洋. 直腸カルチノイド—病理診断. Intestine 23: 47–54, 2019.

[12]伴慎一. 大腸内分泌細胞癌—病理診断. Intestine 23: 27–37, 2019.

下消化道：弥漫性大 B 细胞淋巴瘤（DLBCL）、黏膜相关淋巴样组织淋巴瘤（MALT 淋巴瘤）

——弥漫性大 B 细胞淋巴瘤、MALT 淋巴瘤

田中 健大[1]　　　衣笠 秀明[2]

[1] 冈山大学大学院医菌薬学総合研究科病理学
〒700-8558 冈山市北区鹿田町 2 丁目 5-1
E-mail : takehiro@md.okayama-u.ac.jp
[2] 冈山大学病院光学医療診療部

关键词　　淋巴瘤　弥漫性大 B 细胞淋巴瘤　MALT 淋巴瘤

概念、定义

弥漫性大 B 细胞型淋巴瘤（diffuse large B-cell lymphoma，DLBCL）是由大 B 细胞弥漫性增殖而成的肿瘤，被定义为缺乏其他定义类型的大 B 细胞淋巴瘤的特征。也就是说，大 B 细胞型肿瘤作为 waste basket 的病型，应该认为是多种淋巴瘤的集合，但实际上需要排除浆母细胞性淋巴瘤（plasmablastic lymphoma，PBL）和 Burkitt 淋巴瘤（Burkitt's lymphoma，BL）。MALT（黏膜相关淋巴组织）淋巴瘤是一种发生于黏膜相关淋巴组织的低恶性 B 细胞淋巴瘤。

肉眼特征

DLBCL（**图 1**）多形成伴有溃疡的肿瘤，MALT 淋巴瘤（**图 2**）也有形成肿瘤的情况，但一般被视为黏膜肥厚。不管怎样，与上皮性恶性肿瘤相比，质地柔软是其特征。

病理组织学特征

DLBCL（**图 3a，b**）中可以看到异型淋巴细胞的实性增殖，可以观察到多数的核分裂图像和细胞凋亡。通常会经历具有被称为生发中心母细胞的水疱状细胞核的肿瘤细胞，也有被称为免疫母细胞的，在细胞核中心可见大型核小体的肿瘤细胞。大型细胞的定义是大于正常组织级别的核，或者是超过正常淋巴细胞 2 倍的大小。

MALT 淋巴瘤（**图 4**）是由以中型为主的淋巴细胞构成的病变，但在各种程度上可以确认为大型细胞的混合。如果以大型细胞为主要细胞，就不能诊断它是 highgrade MALT 淋巴瘤，而应诊断为 DLBCL。虽然显示出模糊的结节状结构，但在活检组织中只看病变的一部分也很难识别其结构。在下消化道病变中，病变周围伴随纤维化的硬化性变化较多，胃的 MALT 淋巴瘤中常见的淋巴上皮病变的出现频率并不高。

免疫组织化学特征

DLBCL 的 CD19、CD20、CD79a、PAX5 等 B 细胞性标记物中有 1 个以上呈阳性。Ki-67 标记指数大多在 40% 以上。DLBCL 在基因发现分析中被分类为 GBC（germinal center B-cell）

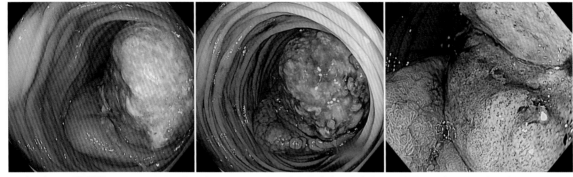

图1 DLBCL的内镜图像。盲肠处发现巨大的隆起性病变。溃疡病变，溃疡中心伴随着巨大的隆起。NBI（窄带成像技术）观察显示肿瘤血管。

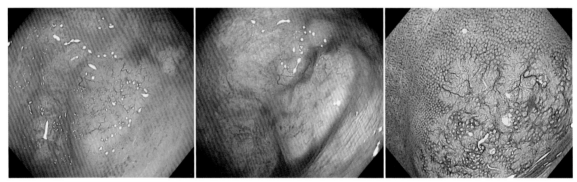

图2 MALT淋巴瘤的内镜图像。乙状结肠的15mm大的隆起性病变，呈现出略显褪色的色调。表面可以看到毛细血管的扩张。

类型和ABC（activated B-cell）类型，在免疫组织化学染色中，前者为CD10阳性（**图3c**）、BCL6阳性、IRF1（MUM1）阴性，后者为IRF4（MUM1）阳性、FOXP1阳性。有MYC和BCL2的双显式淋巴瘤是预后不良因子。

MALT淋巴瘤中B细胞标记CD20、CD79a呈阳性，被MALT淋巴瘤特别染色的ITAR1一般不扩散，CD5、oyclin D1中，需要排除脊髓细胞淋巴瘤［套细胞淋巴瘤（MCL）］，CD10、BCL2需要排除滤泡性淋巴瘤（follicular lymphoma；FL），CD5、CD23、LEF1需要排除小淋巴细胞性淋巴瘤。

病理诊断（活检诊断）的要点

BL是需要与DLBCL相鉴别的病型。BL是一种发生于年轻人，与DLBCL相比更具有侵袭性的淋巴瘤，有必要排除。BL在病理组织学上是以中型为主体，由非常均匀的细胞构成的肿瘤，所谓的"星空图像"是诊断的线索。免疫组织化学染色中B细胞标记物呈阳性，CD10阳性，BLC2阴性。Ki-67标记指数几乎是100%。在BL流行地区，EBER-ISH（Epstein-Barr Virus encoded small RNA in situ hybridization）阳性，但在日本EBER-ISH通常是阴性的。只是形态和免疫组织化学染色的BL诊断是不够的，需要证明MYC基因易位。

除此之外，PBL还被列为需要与DLBCL鉴别的病型。PBL是一种比较罕见的淋巴瘤，但多发生于节外，包括消化道。通常与HIV（human immunodeficiency virus）的免疫缺陷状态为背景，预后不良。PBL是免疫幼细胞，或者是由具有明显的核小体和嗜碱性细胞的肿瘤细胞的

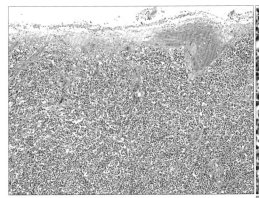
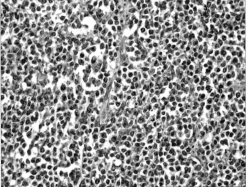

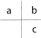

图3 DLBCL的病理组织图像。可见大型异型淋巴细胞的实性增殖，肿瘤暴露在内腔面。肿瘤细胞为CD10阳性，被视为GCB类型的DLBCL。

a HE染色弱放大图像。

b HE染色强放大图像。

c CD10的免疫组织化学染色图像。

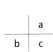

图4 MALT淋巴瘤的病理组织图像（HE染色）。下消化道病变多伴有硬化性变化，淋巴上皮病变的出现频率不高。

a 活检材料的弱放大图像。

b 活检材料的强放大图像。

c 手术材料的弱放大图像。

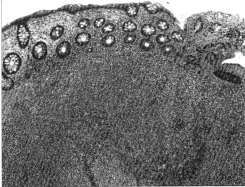

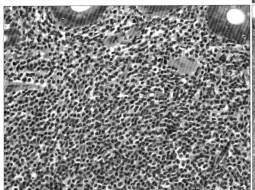
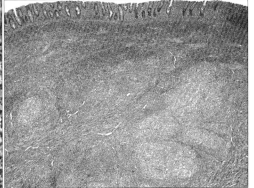

弥漫性增殖而成的肿瘤。作为 B 细胞标记的 CD20、PAX5 通常呈阴性，CD138、MUM1 呈阳性。CD10、CD56、CD30 在不同程度上呈阳性，Ki-67 呈强阳性。

与 MALT 淋巴瘤进行鉴别的疾病是 MCL 和 FL。从细胞图像中鉴别是很困难的，但是 MALT 淋巴瘤中出现的细胞多种多样，这一点对鉴别有帮助。基本上，这些淋巴瘤多表现出结节状结构，但最明显的结节结构是 FL。免疫组织化学染色中 MCL 的 CD5 呈阳性。需要注意的是，与非肿瘤性 T 细胞相比呈弱阳性。在 MCL 中，细胞周期蛋白 D1、SOX11 为阳性，FL 中 CD10、BCL6 为阳性。BCL2 都是阳性的，所以不能作为鉴别点。

作为 DLBCL 诊断的证据，在活检组织中胚胎中心可能会呈现 DLBCL 样，需要注意。CD10 阳性，BCL2 阴性，如果发现 CD21 阳性的滤泡树突状细胞，则被认为是胚胎中心。虽然 MALT 淋巴瘤和非肿瘤性淋巴组织之间的鉴别有时非常困难，但是有必要一边考虑是否存在作为非肿瘤性黏膜相关淋巴组织的结构一边诊断。对于 T 细胞和 B 细胞的定位、是否保持平衡、是否保持胚胎中心结构，或者向性状细胞分化的病例，需要综合判断有无免疫球蛋白的轻链限制并进行诊断。

结语

病理医生想拜托内镜医生的是，希望你们采到漂亮的组织。淋巴瘤细胞与上皮细胞、间叶细胞相比非常柔软容易溃烂，所以在活检时应特别注意。另外，淋巴瘤诊断需要进行各种免疫组织化学染色，经常需要进行 PCR 等基因检查，因此尽可能多地采集材料，可以提高诊断的精度。

参考文献
[1]WHO Classification of Tumors Editorial Board（eds）. WHO Classification of Tumors, Digestive System Tumors, 5th ed. IARC press, Lyon, 2019.
[2]Hans CP, Weisenburger DD, Greiner TC, et al. Confirmation of the molecular classification of diffuse large B-cell lymphoma by immunohistochemistry using a tissue microarray. Blood 103: 275–282, 2004.
[3]Miura K, Takahashi H, Nakagawa M, et al. Clinical significance of co-expression of MYC and BCL2 protein in aggressive B-cell lymphomas treated with a second line immunochemotherapy. Leuk Lymphoma 57: 1335–1341, 2016.

下消化道：套细胞淋巴瘤和滤泡性淋巴瘤

——套细胞淋巴瘤、滤泡性淋巴瘤

田中 健大 [1]　　　　衣笠 秀明 [2]

[1] 冈山大学大学院医歯薬学総合研究科病理学
　　〒 700-8558 冈山市北区鹿田町 2 丁目 5-1
　　E-mail：takehiro@md.okayama-u.ac.jp
[2] 冈山大学病院光学医療診療部

关键词　消化道恶性淋巴瘤　套细胞淋巴瘤　滤泡性淋巴瘤

概念、定义

　　套细胞淋巴瘤（mantle cell lymphoma，MCL）是小型～中型的成熟 B 细胞肿瘤，多数是 CD5 阳性（t11；14）导致的 cyclin D1 的过表达。滤泡性淋巴瘤（follicular lymphoma，FL）是滤泡生发中心的 B 细胞肿瘤，典型的表现是滤泡状结构。

肉眼特征

　　MCL 除了显示线性溃疡、大型肿瘤、黏膜弥漫性肥厚外，有时还会显示被称为 MLP（多发性淋巴瘤性息肉病）的多发性息肉的肉眼图像（**图1**）。十二指肠型 FL 多呈白色颗粒状隆起，非十二指肠型则无特征性的肉眼观察（**图2**）。

病理组织学特征

　　MCL 一般由小型～中型的均匀肿瘤细胞增殖组成，从松散的结节状结构中表现出弥漫性增殖模式（**图3**）。作为形态学的亚型，目前已知的有 4 种，分别是 blastoid、pleomorphic、

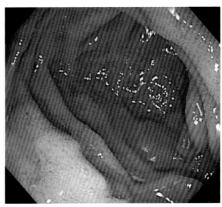

图1　MCL的内镜图像。可见多发的隆起性病变（息肉），即所谓的MLP的发现。

small-cell、marginal zone-like，实际上细胞学的亚型多种多样。FL 是一种具有滤泡结构并增殖的肿瘤，根据大型细胞的数量将等级分为 1、2、3A、3B 4 种，十二指肠型分为等级 1 或 2（**图4a**）。

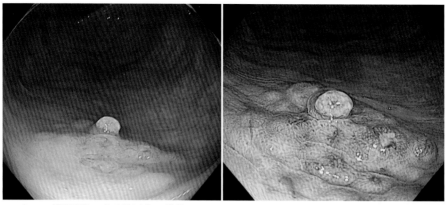

a | b **图2** FL的内镜图像。横结肠可见25mm大的黏膜下肿瘤（submucosal tumor，SMT）样的隆起性病变。

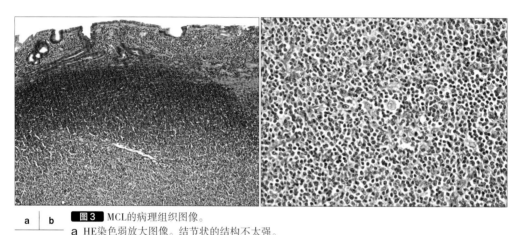

a | b **图3** MCL的病理组织图像。
a HE染色弱放大图像。结节状的结构不太强。
b HE染色强扩大图像。中型可以看到非常均匀的肿瘤细胞的增殖。

免疫组织化学特征（基因异常）

MCL 中 IgM/IgD 表现在细胞表面，表现为 CD5 阳性、cyclin D1 阳性、SOX11 阳性。CD10、BCL6 通常呈阴性，但 blastoid 或 pleomorphic variant 有时会呈阳性，需要注意。MCL 的特征性染色体易位是 t（11；14）（q13；q32）的 IGH/C CND，是 95% 以上的病例证明的非常敏感的易位。FL 中 IgM 通常表现在细胞表面，表现为 CD10 阳性（**图4b**），BCL6 阳性，BCL2 阳性（**图4c**）且 CD5 阴性。FL 的特征染色体易位是 t（14；18）（q32；q21），是 IGH/B CL2 的易位，除此之外，其他易位也有诸多报告。

病理诊断（活检诊断）的要点

MCL 和 FL 都是由小型～中型肿瘤细胞构成的淋巴瘤，但生物学恶性程度完全不同，因此有必要切实地对两者进行鉴别。仅凭病理组织像很难进行鉴别，但 MCL 中结节结构多不明确，可以对鉴别有所帮助。另外，鉴别时必须进行免疫组织化学染色。前者的 CD5、cyclin D1 为阳性，后者的 BCL6、CD10 为阳性，因此比较容易鉴别。blastoid 或 pleomorphic variant 的 MCL 和弥漫性大细胞型 B 细胞淋巴瘤（diffuse

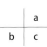

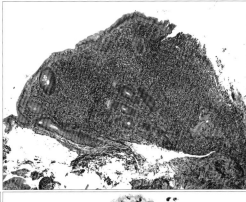

图4 FL的病理组织图像。

a HE染色图像。黏膜固有层内有密集的肿瘤细胞浸润。

b 免疫组织化学染色图像。肿瘤细胞呈CD10阳性。

c 免疫组织化学染色图像。BCL2呈强阳性。

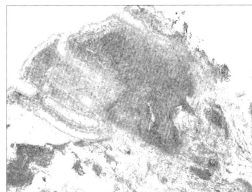

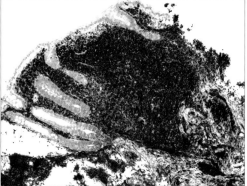

large B-cell lymphoma，DLBCL）的鉴别仅靠HE染色是不可能的，在免疫组织化学上CD5为阳性的情况或在染色体检查中证明（t11；14）的情况下，需要追加cyclin D1的免疫组织化学染色。其他淋巴瘤中需要鉴别的是MALT（黏膜相关淋巴组织）淋巴瘤，请参照前文。

参考文献

[1]WHO Classification of Tumors Editorial Board（eds）. WHO Classification of Tumors, Digestive System Tumors, 5th ed. IARC press, Lyon, 2019.

[2]Rimokh R, GadouxM, Berthéas MF, et al. FVT-1, a novel human transcription unit affected by variant translocation t（2；18）（p11；q21）of follicular lymphoma. Blood 81：136–142, 1993.

[3]Finn LS, Viswanatha DS, Belasco JB, et al. Primary follicular lymphoma of the testis in childhood. Cancer 85：1626–1635, 1999.

[4]Vaandrager JW, Schuuring E, Raap T, et al. Interphase FISH detection of BCL2 rearrangement in follicular lymphoma using breakpoint-flanking probes. Genes Chromosomes Cancer 27：85–94, 2000.

下消化道：T 细胞淋巴瘤

——肠道 T 细胞淋巴瘤

二村 聪[1]　　　田边 宽　　　小野 贵大[2]
太田 敦子[3]　　久部 高司[4]　　岩下 明德[5]

[1] 福冈大学筑紫病院病理部・病理诊断科
　〒 818-8502 筑紫野市俗明院 1 丁目 1-1
[2] 同 炎症性肠疾患センター
[3] 同 临床检查部
[4] 同 消化器内科
[5] AII 病理画像研究所

关键词　T 细胞淋巴瘤　WHO 分类　肠病型 T 细胞淋巴瘤
单形性上皮样肠 T 细胞淋巴瘤　成人 T 细胞白血病 / 淋巴瘤

概念、定义

T 细胞淋巴瘤被定义为以 T 细胞（T 淋巴细胞）异常增生为主的淋巴系统肿瘤。以此为基础，该疾病大致可分为由接近未成熟 T 细胞的肿瘤细胞构成的 T 淋巴细胞性白血病 / 淋巴瘤（T-lymphoblastic leukemia/ lymphoma）和由更接近成熟 T 细胞的肿瘤细胞构成的末梢 T 细胞淋巴瘤（peripheral T-cell lymphoma, PTCL）。2016 年发表的概要、第二年 2017 年发表的最新 WHO 分类中刊登的 T 细胞淋巴瘤的类型、分类大部分都属于 PTCL。另外，"末梢性"一词是指在 T 细胞的分化、成熟阶段位于末梢，表示分化更加成熟的意思，并不意味着肿瘤的发生部位。

其他文章中报道的 B 细胞淋巴瘤的各种类型，与 B 细胞的生物学的各分化阶段明确相关，与其分类高度一致。另一方面，胸腺以外的末梢性 T 细胞的细胞形态和在淋巴组织中的分布区域与 T 细胞的分化阶段没有太大关联，T 细胞淋巴瘤中 T 细胞在细胞形态学和免疫组织化学上都不容易识别。这使得 T 细胞淋巴瘤的分类变得更加困难。

本文将介绍在肠道形成初发病灶的 T 细胞淋巴瘤（将其定义为肠道原发淋巴瘤）的代表性病型，MEITCL（monomorphic epitheliotrotropic intestinal T-cell lymphoma）和成人 T 细胞性白血病 / 淋巴瘤（adult T-cell leukemia/ lymphoma, ATL/L）。另外，MEITL 在 2008 年 WHO 分类第 4 版中属于 EATCL（enteropathy-associated T-cell lymphoma）、II 型，多见于亚洲人和西班牙裔，与乳糜泻几乎没有关联。因此，在最新的 WHO 分类中，以 MEITL 的名称为基础，从多见于北欧系的先天病变的 EATCL 中分离、独立出来。

肉眼特征

目前，日本肠道淋巴瘤的肉眼形态分类主要有以下 5 种：①隆起型；②溃疡型；③息肉病型；④弥漫型；⑤混合型。溃疡型分为 3 种：

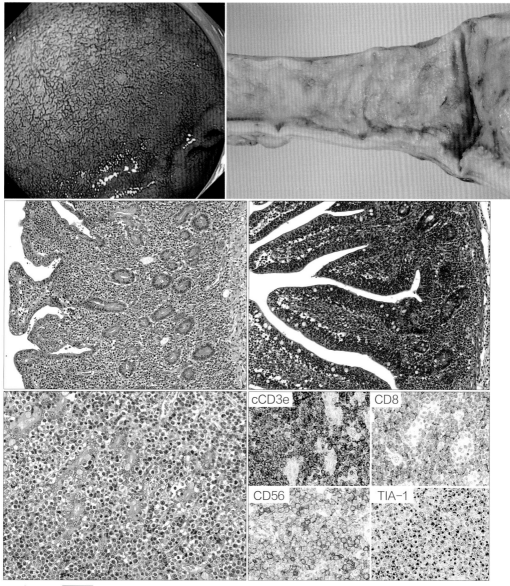

a	b
c	d
e	f

图1 MEITCL的内镜图像、肉眼图像和病理组织图像。

a 靛胭脂色素染色图像。十二指肠第一部分黏膜的绒毛弥漫性萎缩，变得平坦。

b 空肠切除标本的肉眼图像。空肠黏膜的褶皱消失，表面的绒毛结构变得模糊。

c，d 绒毛上皮间分布着无数中型淋巴细胞，绒毛呈不同程度的平坦。另外，黏膜固有层中也密集着中型淋巴细胞。**c**中绒毛长度缩短，与**b**的显微图像相对应。

e 核小体不太明显的中型主体肿瘤细胞在黏膜固有层中弥漫性地浸润、增殖。在隐窝的基底膜侧也可以观察到很多肿瘤细胞。

f 肿瘤细胞表达cCD3e、CD8、CD56和细胞毒颗粒相关蛋白TIA-1。

①狭窄型；②非狭窄型；③动脉瘤型。狭窄型常需与原发性小肠、大肠进展癌进行鉴别，但化疗前肿瘤组织内几乎不伴有重度纤维组织增生，病灶部的肠壁延展性较好。MEITL 的溃疡型和弥漫型的比例很高（**图1a，b**），ATL/L可以呈现任何肉眼形态（**图2a**）。肿瘤或溃疡部位的剖面呈灰白色，髓样松软。弥漫型病灶黏膜的皱褶模糊，十二指肠和小肠的绒毛萎

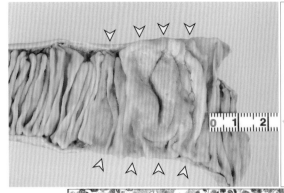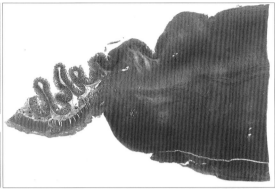

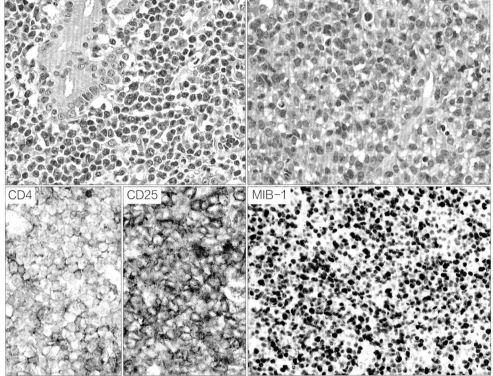

a	b	
c	d	
e	f	g

图2 ATL/L的肉眼图像和病理组织图像。

a 空肠切除标本的肉眼图像。空肠黏膜的褶皱明显肿大（黄色箭头），表面伴有浅溃疡。内腔没有狭窄。患者80岁，女性。出身地是天草。

b 肿瘤细胞遍及肠壁全层呈弥漫性浸润、增殖。病灶部缺乏间质结缔组织介入，为髓样。

c，d 黏膜固有层中核形不整、大小不同的肿瘤细胞呈弥漫性浸润、增殖。在c的中央可看到巨细胞。

e 肿瘤细胞表达CD4。

f 肿瘤细胞表达CD25。

g 肿瘤细胞增殖能力高，MIB-1标记率超过80%。

缩明显。因此，可以与引起广泛绒毛萎缩的所有非肿瘤性疾病进行鉴别。

病理组织学特征

肿瘤细胞的大小从小、中型到大型不等，但 MEITCL 和 ATL/L 都多以中型细胞（medium-sized cell）为主。另外，MEITCL 的肿瘤细胞为类圆形，细胞结构为均匀的、单型的（monomorphic），而 ATL/L 除了有核膜破裂的大小不同核肿瘤细胞之外，还有似脑回样或核桃样的复杂且清晰可见的大型核的巨细胞混合物，表现出丰富多彩的多样性（polymorphic and pleomorphic）。

肿瘤细胞的增殖方式 MEITCL 和 ATL/L 几乎都呈现弥漫型（diffuse pattern），在肠壁全层性密集增殖（**图 2b**）。另外，在进展病例中，肿瘤内可观察到凝固坏死灶，但在同一部位看不到节外性 NK/T 细胞淋巴瘤、血管中心（angiocentric infiltration）浸润图像。

MEITCL 和 ATL/L 都在黏膜内浸润，黏膜固有层内肿瘤细胞致密（**图 1c~e，2c，d**），特别是前者，分布在绒毛和隐窝的构成上皮之间，呈拥挤状分布。这种上皮内分布方式被认为是模仿上皮内淋巴细胞（intraepithelial lymphocyte；IEL），具有 MEITCL 的特征。但是，也有表示相同黏膜内增殖所见的胃、肠 ATL/L 的病例。

免疫组织化学特征、基因异常

MEITCL 的肿瘤细胞通常为 cCD3e 阳性、CD4 阴性、CD8 阳性、CD56 阳性的 T 细胞（**图 1f**）。另外，肿瘤细胞虽然很少，但也有细胞毒颗粒相关蛋白表达，被定位为细胞毒性 T 淋巴细胞之一。

另一方面，典型的 ATL/L 肿瘤细胞是 cCD3e 阳性、CD4 阳性、CD8 阴性、CD25 阳性的 T（helper）细胞（**图 2e，f**）。ATL/L 中也有 CD4 阳性 CD8 阳性、CD4 阴性 CD8 阳性、CD4 阴性 CD8 阴性的例子，但不表现细胞伤害性蛋白。另外，也存在 CD30（*Ki*-1）阳性病例（大多为未分化大细胞型）。

所有病型的细胞增殖能力都很高（**图 2g**）。

病理诊断（活检诊断）要点

MEITCL 是可以从细胞、组织形态和免疫性状诊断出来的病型。特别是识别相当于黏膜内病灶的上皮内 T 细胞的 IEL 模仿增殖模式对诊断很有用，因此尽可能重点对黏膜内病灶部进行活检，这有助于正确的病理诊断。从渗出物较多的溃疡底部开始进行活检是不太合适的。另外，即使由于各种原因难以从小肠深部进行活检，积极地从十二指肠和回肠终末黏膜进行活检也有助于诊断。十二指肠和回肠终末黏膜是比较容易活检的。

另一方面，为了确定 ATL/L 的诊断，必须用 Southern 印迹法证明 HTLV-1（human T-lymphotropic virus type Ⅰ或 human T-cell leutemia virus type Ⅰ）原病毒嵌入染色体 DNA 的 T 细胞（HTLV-1 感染 T 细胞）的单克隆性增殖。也就是说，"不能仅从细胞、组织形态和免疫性状来确定 ATL/L 的诊断"。另外，HTLV-1 抗体阳性者（载体）的胃、肠道中也有可能发生 ATL/L 以外的非霍奇金淋巴瘤，应引起注意。

每一种病型都与 B 细胞淋巴瘤不同，尚未确定标准的治疗方法，预后不良。在病理诊断科有限的设备中难以明确诊断这些病型是可以想象的，但在细胞、病理组织学上强烈怀疑这些病型的情况下，积极与临床医生交换意见尤为重要。这样一来，病理医生和临床医生都可以采取下一步行动。另外，前面提到的 Southern 印迹法需要将新鲜组织浸入福尔马林，要求适当且快速的取样。

参考文献

[1]Swerdlow SH, Campo E, Pileri SA, et al. The 2016 revision of the World Health Organization classification of lymphoid neoplasms. Blood 127: 2375-2390, 2016.

[2]Swerdlow SH, Campo E, Harris NL, et al（eds）. WHO Classification of Tumours of Haematopoietic and Lymphoid Tissues, revised 4th ed. IARC, Lyon, 2017.

[3]Ishibashi H, Nimura S, Ishitsuka K, et al. High expression of intestinal homing receptor CD103 in adult T-cell leukemia/ lymphoma, similar to 2 other CD8＋ T-cell lymphomas. Am J Surg Pathol 40: 462-470, 2016.

[4]Ishibashi H, Nimura S, Kayashima Y, et al. Multiple lesions of gastrointestinal tract invasion by monomorphic epitheliotropic intestinal T-cell lymphoma, accompanied by duodenal and intestinal enteropathy-like lesions and microscopic lymphocytic. proctocolitis; a case series. Diagn Pathol 11: 66, 2016.

下消化道：胃肠道间质瘤（GIST）

——胃肠道间质瘤

伴 慎一 [1]　　　佐藤 阳子　　　松嶋 惇

佐藤 泰树　　　藤井 晶子　　　小野 祐子

[1] 獨協医科大学埼玉医療センター病理診断科
〒 343–8555 越谷市南越谷 2 丁目 1–50
E–mail : shinba@dokkyo–med.ac.jp

关键词　**下消化道　GIST　黏膜下肿瘤　风险分类　免疫组织化学**

概念、定义

GIST 是指基本上在消化道的固有肌层上连续发生的间叶肿瘤。该肿瘤细胞的分化形式为 Cajal 间质细胞，Cajal 间质细胞存在于固有肌层间，作为消化道运动的起搏细胞发挥作用。在消化道壁上发现的间叶肿瘤是发生频率最高的肿瘤，其发生频率因消化道的部位而极有差异。极少数也有肠系膜和后腹膜等消化道外发生的例子，但有必要充分鉴别消化道原发肿瘤显著壁外性增生的可能性，以及转移性肿瘤的可能性。

食道原发的 GIST 极为罕见。过半数的 GIST 发生在胃里，剩下的大多发生在包括十二指肠的小肠里。大肠原发的 GIST 很少见，笔者也只是偶尔经历过结肠原发的 GIST 被认可的少数例子（**图 1**）。但是，关于直肠原发 GIST，给人的印象是比结肠频率还要高（**图 2**）。顺便说一下，阑尾原发的 GIST 也极为罕见，多数被认为是偶发的病例。

GIST 大多为单发，也有一部分出现症状的病例，以及非常罕见的家族性多发的病例。在各个的年龄层中都可以发现，但以中老年人发病居多，没有明显的性别差异（如后所述，症状性 GIST 具有与孤发例不同的特征）。

GIST 在良恶性方面表现出多样性的生物学特征，但由于良恶性和基因突变等临床病理学上的差异，通常分为胃原发和胃以外的原发来区别。本次主题的对象是下消化道肿瘤，下面将与胃原发 GIST 对比，记述包括十二指肠在内的肠道原发 GIST 的病理学特征。

肉眼特征

GIST 发生于 Cajal 间质细胞存在的固有肌层内，呈现各种大小的结节性肿瘤，从几毫米大到最大直径超过 20cm。大小在 10mm 以下的称为微 GIST，在胃癌的切除标本中偶然发现而被认知，但在肠管中的认知很少（**图 1**）。

临床上发现的 GIST 被认为是 2cm 左右的大小，但随着大小的增加，会向黏膜下层及浆膜下层侧呈挤压状增生。前者（壁内发育）形成黏膜下肿瘤（submucosal tumor，SMT），表面隆起伴有小型糜烂和溃疡（**图 2a ~ d**）。后者（管外发育）也在浆膜面呈挤压状隆起（**图 2b，d**）。另一方面，SMT 的形成不明显，可见浆膜表面显著突出的壁外发育为主体的物

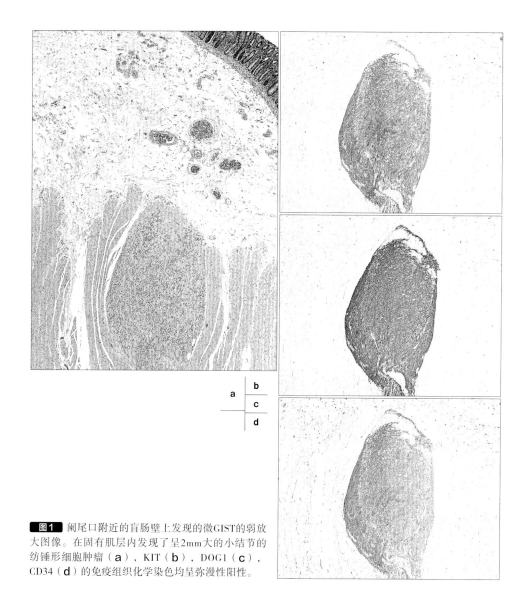

a b
c
d

图1 阑尾口附近的盲肠壁上发现的微GIST的弱放大图像。在固有肌层内发现了呈2mm大的小结节的纺锤形细胞肿瘤（**a**），KIT（**b**），DOG1（**c**），CD34（**d**）的免疫组织化学染色均呈弥漫性阳性。

质（**图2e~g**）。在壁外发育极为显著的例子中，大部分肿瘤存在于消化道壁外，与固有肌层的连续性仅通过附着在浆膜表面的细长索状茎才能被认可，但需要注意不要误认为是消化管外产生的GIST。在胃GIST的壁内可以看到肿瘤的主体，多呈SMT，小肠GIST多以管外发育为主。一个理由是，小肠GIST被发现为5cm以上的大肿瘤。看似存在于小骨盆内的小肠GIST，在临床上与卵巢癌等的鉴别有时会很困难。另一方面，自验病例的直肠GIST大多发生在肛管附近，给人的印象是直肠壁内有肿瘤的主体的比较多（**图2a~d**）。

虽然GIST没有纤维被膜形成，但肿瘤边缘部多平滑且边界清晰（**图2**）。肠管外发育明显者，发现与大网膜等粘连（**图2g**）。在有症状的病例中，也有呈多结节状的情况。根据切除后的固定状态，GIST的剖面在肉眼上呈现白色色调或桃白色色调充实性肿瘤，略呈分叶状。不论大小，常伴有出血图像（**图2d，h**）。另外，变性引起的肿瘤内部的囊肿化也经常被发现，显著的例子是大部分肿瘤被囊肿占据，肿瘤实质上只在边缘部可见（**图2g**）。不管大小都可观察到囊肿化（**图2h**）。当剖面出现黄色凝固坏死区域时，应考虑复发、转移的

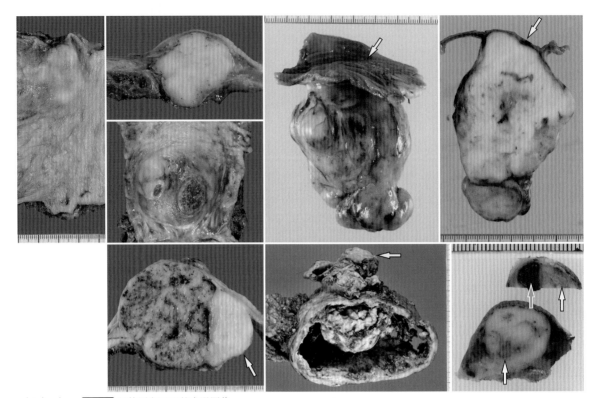

a			
b	c	e	f
	d	g	h

图2 肠管原发GIST的肉眼图像。

a，b 最大直径3cm的低位直肠（Rb）GIST的黏膜面（a）以及剖面（b）。以固有肌层为中心向黏膜下层及浆膜侧突出，在黏膜侧形成相对平缓的隆起。

c，d 最大直径7cm的低位直肠（Rb）GIST的黏膜面（c）以及剖面（d）。与图例a、b相比，内向、外向性突出明显，黏膜面伴有小糜烂、溃疡形成。虽然表面上斑驳的出血图像很醒目，但是出现了一部分缺乏出血像性状不同的区域（d，黄色箭头）。

e，f 最大直径8cm的回肠GIST的整体图像（e）以及剖面（f）。黏膜表面的隆起不明显，以从浆膜面突出的壁外肿瘤为主体（黄色箭头为回肠黏膜面）。

g 最大直径15cm的空肠GIST的剖面（黄色箭头为空肠黏膜）。以壁外肿瘤为主体，肿瘤内部大部分呈空洞状囊肿化。左边有大网粘连。

h 最大直径1.5cm的直肠GIST的剖面。从固有肌层向黏膜下层突出。伴有部分呈黄色的凝固坏死区域（黄色箭头）。另外，出血部位呈小囊肿化（蓝色箭头）。本例虽被分类为低风险，但发生了异时性肝转移。

可能性（**图2h**）。对肿块剖面的看法不一致，在考虑为异常区域的情况下，可能反映了后文所述的性状差异（**图2d**）。

组织病理学特征

GIST的组织模式大致分为纺锤形肿瘤细胞的增殖（纺锤形细胞型）和具有类圆形核的多棱形类上皮样肿瘤细胞的铺路石状增殖（类上皮细胞型），以及两者的混合型。虽然也有一部分呈现多形性，但很多情况下不会出现常见于肉瘤的高度细胞异型。胃GIST和肠GIST在组织模式上存在差异。胃GIST除了纺锤形细胞型外，还可见纯类上皮细胞型的特征性肿瘤。肠GIST基本上是纺锤形细胞型肿瘤（**图3a～f**），类上皮细胞型图像（**图3g**）即使存在也被认为是混合型的一部分，多伴随进行的异型度比较高的病例。

纺锤形细胞型肿瘤基本上是束状、交错状的增殖，核所见和细胞密度各种各样（**图3a，b**），轮辐状（storiform，**图3c**）和栅栏

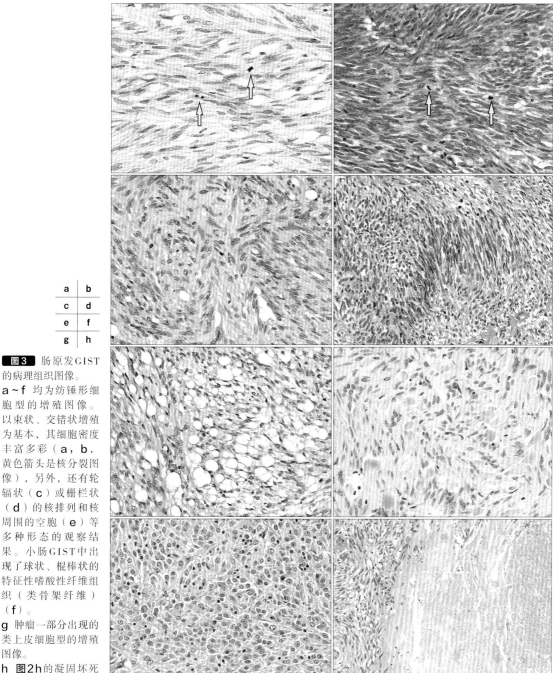

a	b
c	d
e	f
g	h

图3 肠原发GIST的病理组织图像。

a～f 均为纺锤形细胞型的增殖图像。以束状、交错状增殖为基本，其细胞密度丰富多彩（a，b，黄色箭头是核分裂图像），另外，还有轮辐状（c）或栅栏状（d）的核排列和核周围的空胞（e）等多种形态的观察结果。小肠GIST中出现了球状、棍棒状的特征性嗜酸性纤维组织（类骨架纤维）（f）。

g 肿瘤一部分出现的类上皮细胞型的增殖图像。

h 图2h的凝固坏死部分。

状（palisading，**图3d**）等特征性的核排列明显，核周围存在明显的空胞（**图3e**）等，丰富多彩的特征被发现。另外，在包括十二指肠在内的小肠 GIST 特征中，出现了一种被称为类骨架纤维的球状或棍棒状嗜酸性玻璃样纤维组织（**图3f**）。肿瘤组织中有各种程度的水肿、出血、炎症、玻璃样纤维化、钙化等表现，在肿瘤组织变性的同时，常常引起肿瘤组织的囊肿化（**图2g，h**）。

GIST 是一种很难根据肿瘤细胞的异型来区

分良恶性的肿瘤，GIST 切除后，作为预计复发、转移频率的基准，根据 Fletcher（NIH 共识）分类、Miettinen 分类、modified Fletcher（Joensuu）分类等风险分类进行了分层化（超低风险、低风险、中风险、高风险）。两者都基于肿瘤的最大直径（用 2cm、5cm、10cm 隔开）和高倍率视野（high power field，HPF）50 视野附近的核分裂像数（用 5 个 /50HPFs 隔开，图 3a，b），但 Miettinen 分类中，各原发部位、modified Fletcher（Joensuu）分类中原发部位是胃还是其他部位，以及作为复发因素的肿瘤破裂与否都被考虑在内。一般来说，肠管 GIST 比胃 GIST 被分类为高风险的病例更多，预后较差的病例也更多，笔者在多家医院的经验也是如此。但是，近年来也有报告指出，考虑到混杂因素，胃 GIST 和小肠 GIST 的预后是相同的。另一方面，有明显的凝固性坏死的病例应该考虑为恶性行为（图 2h，图 3h）。另外，肿瘤边缘部的病理组织学上也存在脂肪组织浸润图像和静脉侵入图像的情况，有报告称，静脉侵袭病例有很高的肝转移的可能性。另外，普通 GIST 的转移形式为肝转移和腹膜种植。除了同时性转移外，原发肿瘤切除后，经过多年有可能发生转移（图 1h）。种植病灶多发时，有时会形成种植病灶大于原发肿瘤的肿块，应注意识别原发部位。另外，还需要对多发种植病灶和多发性 GIST 病例进行鉴别。

免疫组织化学特征及基因异常

最基本的 GIST 免疫组织化学标记是 KIT（CD117）。胃 GIST 以后述 PDGFRA（血小板衍生生长因子受体 – α）基因变异病例为中心，可以看到 KIT 的阳性图像较弱或阴性的例子，但在肠管原发 GIST 中基本上是 KIT 阳性（图 1b）。但是，免疫组织化学性 KIT 阳性发现，并不是与 KIT 基因突变有关。作为与 KIT 互补的 GIST 标记物，DOG1 具有与 KIT 几乎相同的灵敏度和特异性（图 1c）。另一方面，CD34 在 GIST 总数中 70% ~ 80% 的病例呈

阳性（图 1d），但在肠原发 GIST 中，半数左右为阴性或极少数阳性，灵敏度降低。另一方面，作为平滑肌系统标记的平滑肌肌动蛋白和神经系统标记的 S-100 蛋白有一部分呈阳性的情况。

GIST 中大多数被认可的基因突变是 KIT 基因或 PDGFRA 基因的功能获得性突变（存在碱基的置换、缺失、插入和多种突变），在没有配体结合的情况下，作为受体蛋白的 KIT/PDGFRA 一直处于被激活的状态。GIST 中，75% ~ 80% 出现 KIT 基因突变，5% ~ 10% 出现 PDGFRA 基因突变。基因突变部位中最多的是 KIT exon 11 的突变，约占 70%。小肠 GIST 中也有很多 KIT exon 11 的突变，但是约占 GIST 总数 10% 的 KIT exon 9 的突变几乎都是小肠 GIST 的特征。另一方面，与胃 GIST 不同，小肠 GIST 中 PDGFRA 基因突变的病例很少。

GIST 总数的 5% ~ 10% 没有发现 KIT/PDGFRA 基因突变，被称为野生型 GIST（wild-type GIST）。包括 Carney 三联征、Carney-Stratakis 综合征等一系列症状，这些症状都被认为是琥珀酸脱氢酶（succinate dehydrogenase，SDH）亚基基因的突变，以及其启动子区域的甲基化变化引起的 SDH 功能缺陷型 GIST（SDH-deficient GIST）。SDH-deficient GIST 在胃里发现 GIST 多发，具有好发于年轻人和女性、多为类上皮细胞型肿瘤、孤发性 GIST 不伴淋巴节转移等特征，但肠 GIST 没有此发现。另一方面，作为症状性野生型 GIST 之一的神经纤维瘤（神经纤维瘤病 1 型，NF1）相关 GIST 多发于小肠，经常发生。在极为罕见的家族性聚集病例中，KIT 或 PDGFRA 基因具有胚胎细胞水平的突变，GIST 多发于胃和小肠中。

病理诊断（活检诊断）要点

GIST 的病理诊断包括病理组织学上肿瘤为 GIST 的诊断、恶性程度的风险评估、基因突变的检测 3 点，此时，需要注意以下几点。

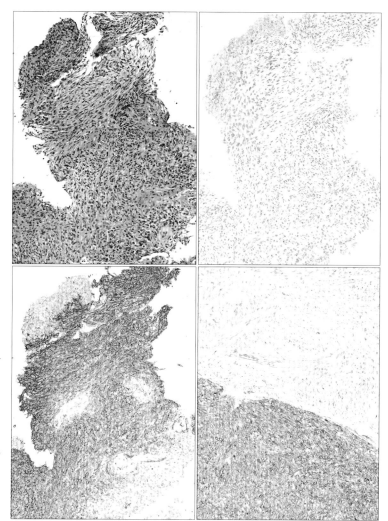

a	c
b	d

图4 直肠GIST的活检病理组织图像（与图2c、d相同示例）。可见纺锤形细胞增殖（a），免疫组织化学中CD34呈阳性（b），KIT和DOG1均呈阴性（c）。在切除标本中，与KIT阳性部一起，认定其发现弱的领域（d的上半部分，相当于**图2d**的黄色箭头部），被认为是从该部分采集了活检组织。

①发现有 GIST 提示的肿瘤时，病理组织学的确定诊断必须进行 KIT（或 DOG1）的免疫组织化学检测。肠管原发 GIST 的情况下，几乎所有的病例都是 KIT 阳性，因此在这一点上难以诊断的情况很少，但也有一部分肿瘤的KIT（还有 DOG1）表现较弱的情况，如果从这些部分采取活检组织，诊断可能会变得困难（**图2d，图4**）。在这种情况下，如果 CD34 强阳性的话，GIST 会被强烈提示（**图4b**），但是在肠原发 GIST 中，有很多 CD34 没有充分表现出来的例子，如果平滑肌肌动蛋白的阳性图像比较明显，活检组织诊断也会受到困扰。另一方面，由于 GIST 以外也有 KIT 阳性肿瘤，特别是在少量活检组织诊断时，需要结合临床观察、组织形态、必要的免疫组织化学标记物检测进行鉴别。

②瘤体直径分别为 1.5cm 大小和小型GIST，即使是被评价为低风险的肿瘤也会有发生复发、转移的情况（**图 2h**），因此风险分类中的"低风险"并不是良性的。目前的风险分类的评价项目中没有，但如果发现肿瘤组织的凝固坏死（**图 2h，图 3h**）时，最好考虑恶性性质，有无坏死区域，需要对整个病变进行充分的评估。

③ GIST 基因突变和预后之间的关系是：虽然到目前为止的报告中有不少未达成共识的部

分，但是可以看出 KIT exon 9 出现突变的小肠 GIST 预后较差，而伴随 PDGFRA 基因突变的 GIST 整体预后较好。另外，据说基因突变的类型和伊马替尼的效果也有关联，与 NF1 相关的小肠 GIST 具有伊马替尼抗性。包括与治疗相关的 GIST 的恶性评价，被认为是包含临床观察、风险分类、基因突变在内的综合性评估方向。

参考文献

[1]Dei Tos AP, Hornick JL, Miettinen M. Gastrointestinal stromal tumours. *In* WHO Classification of Tumours Editorial Board（eds）. WHO Classification of Tumours, Digestive System Tumours, 5th ed. IARC press, Lyon, pp 439–443, 2019.

[2]Miettinen M, Lasota J. Gastrointestinal stromal tumors: pathology and prognosis at different sites. Semin Diagn Pathol 23: 70–83, 2006.

[3]伴慎一，松嶋惇，佐藤泰樹，他．上部消化管: GIST．胃と腸 55: 446–449, 2020.

[4]Guller U, Tarantino I, Cerny T, et al. Revisiting a dogma: similar survival of patients with small bowel and gastric GIST. A population–based propensity score SEER analysis. Gastric Cancer 20: 49–60, 2017.

[5]Yamamoto H, Kojima A, Miyasaka Y, et al. Prognostic impact of blood vessel invasion in gastrointestinal stromal tumor of the stomach. Hum Pathol 41: 1422–1430, 2010.

[6]Joensuu H, Rutkowski P, Nishida T, et al. KIT and PDGFRA mutations and the risk of GI stromal tumor recurrence. J Clin Oncol 33: 634–642, 2015.

与肠上皮化生区域完全一致的胃神经内分泌肿瘤1例

山崎 健路[1]　　　九嶋 亮治[2]　　　谷口 裕纪[1]
吉田 泰之　　　　吉田 健作　　　　小泽 范高
長谷川 恒辅　　　丸田 明范　　　　永野 淳二
岩田 圭介　　　　清水 省吾　　　　清水 雅仁[3]

早期胃癌研究会病例（2020年1月度）
[1] 岐阜県総合医療センター消化器内科
　〒 500-8717 岐阜市野一色 4 丁目 6-1
　E-mail : kenjiyamayama@yahoo.co.jp
[2] 滋賀医科大学臨床検査医学講座（附属病院
　病理 診断科）
[3] 岐阜大学医学部消化器病態学

摘要●患者，40岁，男性。胃癌检查时EGD显示胃部有病变，所以转诊到我科。在EGD中发现有直径5mm左右的发红隆起病变，病变的肛侧发红明显。NBI放大观察，隆起部呈大小不同的乳头状结构。病变的肛侧窝间部呈明显的表面微结构，窝间部有扩张、延伸的血管。在发红的隆起部可发现LBC。施行ESD时，在病理组织学上发现神经内分泌肿瘤（neuroendocrine tumor，NET）G2，在肿瘤完全一致的领域内发现肠上皮化生。没有发现A型胃炎。内镜所见需要与SMT样发育的胃癌进行鉴别。

关键词　胃神经内分泌肿瘤　NET　类癌　肠上皮化生　浅蓝色嵴状结构（LBC）

前言

胃神经内分泌肿瘤（neuroendocrine tumor，NET）中相当于 NET G1 的肿瘤（类癌）向黏膜下层膨胀发育，多为与周围黏膜同色调或黄色调的黏膜下肿瘤（submucosal tumor，SMT）样病变。笔者认为需要与 SMT 样发育的胃癌进行鉴别，报告了表层伴有肠上皮化生，不伴有 A 型胃炎的孤发性胃 NET。

病例

患　者：40 岁，男性。

主　诉：无。

现病史：201× 年 × 月，在胃癌检查施行的上消化道内镜检查（食道、胃、十二指肠镜检查；EGD）中发现胃部小弯前壁附近有病变。为了进行详细检查，被介绍到本科室就诊。

既往史：201× 至今 4 年间，进行了 H.pylori（幽门螺杆菌）除菌治疗。

生活史：不吸烟。有时喝酒。

家族史：无须特别记载的事项。

来院时现症：身高 182cm，体重 79kg，体温 36.7℃。血压 140/70mmHg，脉搏 68 次 /min。结膜无贫血，无黄疸。胸部听诊无异常。腹部软，无压痛。未触及肿瘤。

来院时血液检查所见：Hb15.9g/dL。血清胃泌素 300pg/mL，抗胃壁细胞抗体阴性。

EGD 所见（白色光，图1）　　发现胃体中

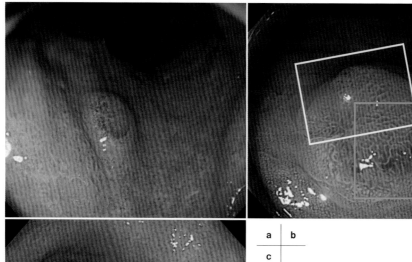

图1 EGD图像（白色光）。
a 胃体中部靠近小弯前壁缓缓地上升，出现直径5mm左右的发红隆起病变。
b 靠近病变的肛侧明显发红。病变中央的前壁侧有以前医生施行的活检痕迹。
c 背景黏膜是有光泽的胃底腺黏膜，与*H.pylori*除菌后的黏膜一致。

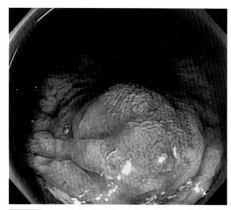

图2 靛胭脂色素染色图像。病变的边缘部和周围黏膜色调相同，平缓地竖立着。

部靠近小弯前壁出现直径 5mm 左右的发红隆起病变。病变的肛侧明显发红。病变中央的前壁侧有以前医生施行的活检痕迹（**图1a，b**）。背景黏膜是有光泽的胃底腺黏膜，与 *H.pylori* 除菌后的黏膜一致（**图1c**）。

EGD（靛胭脂色素染色图像，图2） 病变的边缘部和周围黏膜色调相同，平缓地竖立着。

EGD［NBI（窄带成像技术）放大观察，图3］ 从病变的口侧到中央部（**图3a**，**图1b** 的黄色框部放大图像）中，表面有大小不同的乳头状结构，宽度不均匀的腺窝边上皮（marginal crypt epithelium，MCE）图案。在窝间部有口径不一致的扩张、蜿蜒的上皮下毛细血管。

在病变的肛侧（**图3b**，**图1b** 的蓝色框部

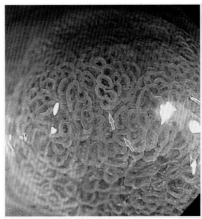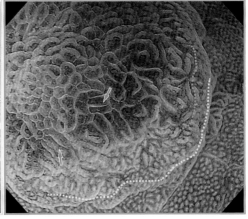

a | b

图3 NBI放大图像。

a 从病变的口侧到中央部（**图1b**的黄色框部放大图像）。表面为大小不同的乳头状结构，可识别宽度不均匀的MCE图案。窝间部可见口径不一致的扩张、蜿蜒的上皮下毛细血管。可见到与MCE边缘镶边的LBC的所见（绿色箭头）。

b 病变的肛侧（**图1b**的蓝色框部放大图像）。窝间部开大，有大小不同的表面微细结构。窝间部可见口径不一致的扩张、蜿蜒的上皮下毛细血管。可见到与MCE边缘镶边的LBC的所见（绿色箭头）。在病变开始的边缘有围绕隆起的沟状、管状延伸的腺管结构（黄色虚线和蓝色虚线之间的区域）。背景黏膜（黄色虚线的外侧）具有类圆形的腺开口部，符合萎缩少的胃底腺黏膜所见。*H.pylori*作为除菌后的背景黏膜并不矛盾。

放大图像），隆起的边缘平缓地升起，但与背景黏膜有明显的界线。明显发红的肛侧窝间部有大小不一的表面微结构。在窝间部有口径不一致的扩张、蜿蜒的上皮下毛细血管。在隆起部分中可见到与MCE边缘镶边的LBC（浅蓝色峭状结构）的所见（**图3**，绿色箭头）。在隆起的底部有围绕着发红部的沟状、管状延伸的腺管结构（**图3b**，黄色虚线和蓝色虚线之间的区域）。背景黏膜（**图3b**，黄色虚线的外侧）具有类圆形的腺开口部，与萎缩较少的胃底腺黏膜一致，*H.pylori*作为除菌后的背景黏膜并不矛盾。

超声波内镜（endoscopic ultrasonography，EUS）所见（20MHz探针，图4） 第2～3层可见斑点的低回声区域。第3层变得薄了。

在白光观察中，从发红的有边界线的表层黏膜花纹开始，作为鉴别列举了像SMT一样发育的胃底腺黏膜型胃癌和胃底腺型胃癌。从NBI放大观察中发现的病变表面的大小不同的

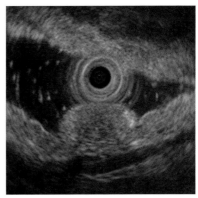

图4 EUS像（20MHz探针）。第2～3层可见斑点的低回声区域。第3层变得薄了。

乳头状结构来看，怀疑为胃型性状的癌（腺窝上皮型癌、胃底腺黏膜型胃癌），但是与肠型性状的标记物LBC的认定相矛盾。另外，与EUS认定的第1层分离，主座在第2～3层的肿瘤结果不一致。另外，作为鉴别还列举了具有SMT样发育的肠型性状的低异型度分化型腺

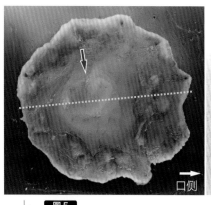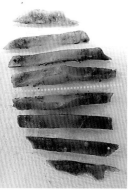

口側

a | b 图5
a 新鲜切除标本。红色箭头表示活检痕迹。
b 固定标本的剪切图。

癌。根据 EUS 的观察，NET 也被列为鉴别对象，在以前医生的活检中被怀疑为 NET。EUS 检查发现病变已波及黏膜下层深层，但由于病变直径仅约 5mm，故决定采用内镜黏膜下剥离术（endoscopic submucosal dissection，ESD）进行诊断性治疗。展示新鲜切除标本和固定标本的剪切图（**图5**）。

病理组织学所见（图6） 病变部从黏膜深层到黏膜下层，类圆形肿瘤细胞以充实性、小胞巢状增殖（**图6a，b**）。肿瘤为细胞色素 A 阳性（**图6c**），肉毒杆菌素阳性、CD56 阳性、CD34 阴性，诊断为类癌。Ki-67 指数为 3.6%（在潜在的危险地区中 18/500 个）（**图6d**），相当于 WHO 分类中的 NET G2。与 NET 区域完全一致，表层黏膜上发现有肠上皮化生（主要是不完整型）。

病变口侧（**图6e**）肠上皮化生呈乳头状表面结构。覆盖病变的黏膜表层的上皮被认为是吸收上皮型细胞和腺窝上皮型细胞混合在一起的（**图6f**）。

在病变的肛侧（**图6g**），与口侧相比，NET 向上方发育，并延伸到黏膜表层附近。表层的肠上皮化生可见窝间部的增大和上皮下血管的扩张。黏膜表层没有发现 NET 露出的区域。在有着发红乳头状表面结构的黏膜周围，仅发

现轻度的腺窝上皮增生，未发现肠上皮化生。肠上皮化生被认定为与 NET 的存在部分完全一致的区域。

最终诊断为 NET G2，与肠上皮化生区域一致，pT1（5mm×3mm，M-SM），Ly0（D2-40），V0（HE），pHM0，pVM0。背景黏膜几乎都是萎缩较少的胃底腺黏膜，完全型肠上皮化生呈巢状散布。炎症细胞浸润轻微，未发现活动性炎症，与 H.pylori 作为除菌后胃黏膜的看法并不矛盾。没有发现 ECL（肠嗜铬样的）细胞增生，也没有发现被认为是 A 型胃炎初期表现的胃底腺内淋巴细胞浸润图像，也没有发现壁细胞消失倾向和壁细胞突起。从以上的观察结果，诊断为 Rindi 分类的 Type3 的 NET G2，在充分的知情同意后，进行了外科追加切除（幽门侧胃切除）。未发现淋巴结转移。肉眼未见胃内有多发病变，未发现提示 A 型胃炎的迹象。显示内镜图像（白光，NBI 放大图像）与病理组织图像的对比（**图7**）。

讨论

胃神经内分泌肿瘤在 WHO 分类中分为 NET 和 NEC（神经内分泌癌），NET 又分为 G1 ～ G3。与通常被分类为 G1 的 A 型胃炎合并的 NET，被认为是与周围黏膜呈同色调或黄

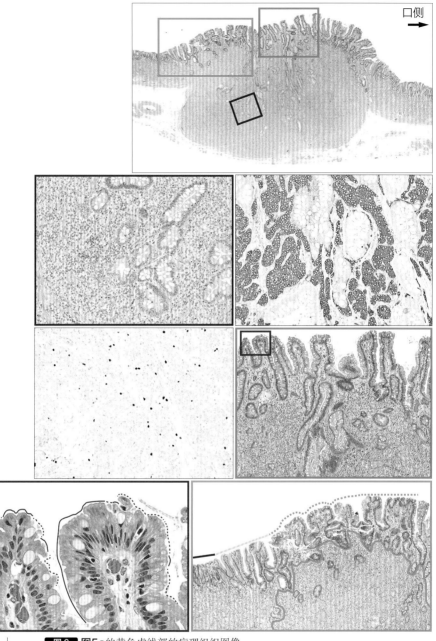

口侧 →

a
b	c
d	e
f	g

图6 图5a的黄色虚线部的病理组织图像。

a，b HE染色。病变部从黏膜深层到黏膜下层，类圆形肿瘤细胞以充实性、小胞巢状增殖（a：×40，b：a的紫色框部放大图像，×400）。

c，d 免疫组织化学染色图像。c：细胞色素A阳性，d：*Ki*-67指数3.6%。

e 病变的口侧（a的绿色框部放大图像。×200）。乳头状的肠上皮化生黏膜。乳头状结构显示大小不同。黏膜深层可见NET。

f e的红色框部放大图像（×400）。吸收上皮型细胞（红色实线）和腺窝上皮型细胞（红色虚线）混合在一起。也被认为刷状缘。

g 病变的肛侧（a的蓝色框部放大图像，×200）。与口侧相比，NET向上方发育，延伸到黏膜表层附近（蓝色实线是NET分布的边界）。表层的肠上皮化生的窝间开大（蓝色虚线）。上皮下的血管扩张明显。病变的肛侧边缘（黄色实线）为增生性改变所见，未发现肠上皮化生。背景黏膜是没有萎缩的胃底腺区域（紫色实线）。

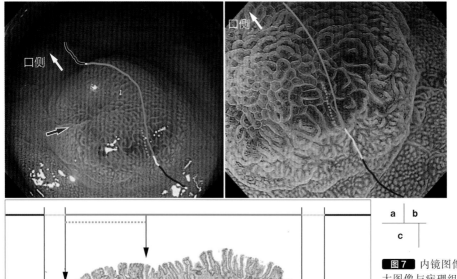

内镜图像（白色光）、NBI放大图像与病理组织学所见的对比。红色箭头的活检痕迹相当于**图5a**的红色箭头。

绿色实线：NET的分布区。与NET的分布一致，表层是肠上皮化生。

蓝色虚线：发红强烈、窝间开大的肠上皮化生区域。NET涉及黏膜表层附近的区域。

黄色实线：腺窝上皮的增生性表现。未见肠上皮化生。

紫色实线：背景黏膜无萎缩的胃底腺区域。

色调的 SMT 样病变。早期胃癌研究会的读影中也指出，笔者们当初，从白光观察具有边界性的发红和 SMT 样的形态，怀疑是 SMT 样发育的胃癌。NBI 放大观察中发现病变部有乳头状的表面微观结构，因此怀疑。表面微观结构包括：①区域性；②大小不同的不规则所见；③从腺窝边上皮宽度不均匀的观察结果来看，怀疑是呈现乳头状结构的癌（腺窝上皮型癌、胃底腺黏膜型胃癌）。但是，表层黏膜上的 LBC 与具有胃型性状的癌的结论不一致。具有肠型性状的低异度分化型癌也被作为鉴别，但是普通小肠型的低异型度分化型癌很难观察到明确的 LBC。究其原因，一般认为是由于高分化管状腺癌的肿瘤增殖带通常是全层性扩张，表层分化得不到。表层黏膜并非肿瘤，而是肠上皮化生，但内镜观察显示发红，不完整的表面微观结构使肠上皮化生的诊断变得困难。作为本病例的肠上皮化生呈红色的不整表面微观结构的原因，可以认为在黏膜固有层中发现 NET 浸润，来自黏膜固有层的血流分布、回流不良。

关于 NET 区域表层一致肠上皮化生的原因不明。从切除标本的病理组织学来看，背景黏膜上分布着局限性的微小的肠上皮化生巢。另一方面，NET 表层的肠上皮化生范围明显比背景黏膜的其他肠上皮化生巢大，与 NET 的区域完全一致。综上所述，肠上皮化生有可能是由于 NET 的产生而二次形成的。

NBI 发射的是以 415nm 和 540nm 为中心波长的窄带光，在肠上皮化生过程中，由于表面刷子边缘的纤毛样结构，415nm 的光被反射得更强。因此，LBC 看起来像是与同波长的伪色分配的绿色和蓝色相结合的青色（淡蓝色），具有稍粗、边缘不整的特征。另一方面，在腺窝上皮的边缘处，光被照射到切线方向而产生的边框，白色均匀细、边沿整，这是鉴别点。本病例在乳头状黏膜表面发现了许多白色的细边框，也观察到了青色调边缘不整的LBC，这成为了否定胃型性状肿瘤的依据。实际上，在组织病理学上，我们发现所有的乳头状黏膜都有肠上皮化生，但是因为LBC的阴性适应性为92%，因此有10%左右的假阴性的可能性，内镜观察时的色调受到光照角度和强弱的影响，这被认为是不一致的原因。本病例为LBC进行病变的质性诊断和鉴别诊断提供了帮助。

回顾一下，本病例从EUS的观察中，可以得到呈现上皮下肿瘤样形态的NET的提示。在NBI放大观察中，窝间部的形态在病变的口侧呈类圆形，肛侧开放。从内镜的观察结果可以看出，通过着眼于窝间部扩张、蜿蜒的口径异同的上皮下血管网的观察和表面微观结构的轻微变化，可以发现病变口侧和肛侧存在向上发育浸润程度不同的皮下肿瘤。

结语

经历了与肠上皮化生区域完全一致的NET G2的一个例子。本病例是在内镜诊疗时，综合白光观察、NBI放大观察、EUS的观察结果进行诊断，推测组织病理学观察结果的重要性的重要病例。

致谢
在本文结束之际，我向进行LBC意见指导的大阪国际癌症中心消化管内科的上堂文也老师表示衷心的感谢。

参考文献
[1]佐藤祐一，今村祐志，海崎泰治，他．胃カルチノイドの長期経過．胃と腸 52：431-440, 2017.
[2]Sato Y, Hashimoto S, Mizuno K, et al. Management of gastric and duodenal neuroendocrine tumors. World J Gastroenterol 22: 6817-6828, 2016.
[3]Kobayashi M, Takeuchi M, Ajioka Y, et al. Mucin phenotype and narrow-band imaging with magnifying endoscopy for differentiated-type mucosal gastric cancer. J Gastroenterol 46: 1064-1070, 2011.
[4]Uedo N, Ishihara R, Iishi H, et al. A new method of diagnosing gastric intestinal metaplasia: narrow band imaging system with magnifying endoscope. Endoscopy 38: 819-824, 2006.
[5]Ueo T, Yonemasu H, Yao K, et al. Histologic differentiation and mucin phenotype in white opaque substance-positive gastric neoplasias. Endosc Int Open 3: E597-604, 2015.
[6]The WHO Classification of Tumours Editorial Board（eds）. WHO Classification of Tumours, Digestive System Tumours, 5th ed. IARC press, Lyon, 2019.
[7]海崎泰治，青柳裕之，小上瑛也，他．A型胃炎の病理組織学的所見．胃と腸 54：963-971, 2019.
[8]Rindi G, Arnold R, Bosman FT, et al. Nomenclature and classification of neuroendocrine neoplasms of the digestive system. In Bosman FT, Carneiro F, Hruban RH, et al（eds）. WHO Classification of Tumours of the Digestive System. IARC, Lyon, pp 13-14, 2010.
[9]本田秀穂，上尾哲也，米増博俊，他．light blue crest陽性の小腸型低異型度分化型胃癌（狭義の横這型胃癌）の1例．胃と腸 54：273-277, 2019.
[10]上堂文也．light blue crest．胃と腸 52：603, 2017.

Summary

Gastric Neuroendocrine Tumor Associated with Intestinal Metaplasia, Report of a Case

Kenji Yamazaki[1], Ryoji Kushima[2], Hiroki Taniguchi[1], Yasuyuki Yoshida, Kensaku Yoshida, Noritaka Ozawa, Kosuke Hasegawa, Akinori Maruta, Jyunji Nagano, Keisuke Iwata, Shogo Shimizu, Masahito Shimizu[3]

A man in his 40s was referred to our department after an elevated lesion was found in the body of his stomach on esophagogastroduodenoscopy. The slightly elevated reddish lesion was approximately 5mm in diameter, and it was conspicuously red on the anal side of the lesion. The lesion's surface showed an irregular papillary structure on magnified narrow-band imaging. The anal side of the lesion showed an irregular surface structure with an enlarged intervening portion, where dilated and elongated blood vessels were also found. A light blue crest was seen throughout the superficial epithelium. Endoscopic submucosal dissection was performed, and pathological examination of the resected specimen revealed that intestinal metaplasia covered the surface layer of a G2 neuroendocrine tumor, with the distribution of the two completely matching with each other. No findings of type A gastritis were observed. The endoscopic findings required differentiation from those of other gastric cancers that develop similarly as submucosal tumors.

[1]Department of Gastroenterology, Gifu Prefectural General Medical Center, Gifu, Japan.
[2]Department of Clinical Laboratory Medicine and Diagnostic Pathology, Shiga University of Medical Science, Otsu, Japan.
[3]Department of Gastroenterology, Gifu University School of Medicine, Gifu, Japan.

编辑后记

二村 聪　福冈大学筑紫医院病理部·病理诊断科

本书是《内镜医生也应该了解的上消化道肿瘤病理诊断标准》的姐妹篇。首先，我们与海崎泰治先生一起制定了框架，从临床方面聘请山野泰穗先生，为实际诊疗提供帮助。本书汇集了病理诊断领域的精华，内镜医生也请"务必共享"。并不是说不知道就会影响诊疗，而是说知道了就会对诊疗有帮助，希望大家能够接受，这是我们病理学专家传达的信息。

不用笔者说，在病理诊断中临床信息是不可缺少的。同样，临床诊断也需要病理学信息。也就是说，为了实现高质量的医疗，临床医生和病理医生"双方共享信息"是必要的。正因为如此，临床医生和病理医生有必要从平时开始注意良好的沟通（但切忌过于自信和盲目相信）。通过这样做，可以将病理诊断的"界限"降到最低限度。关于这一点，海崎先生在总说中做了详细的阐述。

罗列消化道疾病的病理组织图像是很容易的，但是要想从中提取诊断中真正需要的（关键）信息并进行加权，就需要相应的经验。虽然经验中也有"苦"的东西（例如误诊），但多数的病理医生把它作为提高诊断能力和精度管理的食粮。本书各论文中，阐述了从各执笔者的经验中导出的该疾病的病理诊断所必需的精髓。在这些精华中，除了应该注意的陷阱之外，我认为还包括执笔者自己想到的东西，指导老师传授的东西以及从旁征博引的诊断学书上学到的东西。因此，这将成为了解病理诊断特有的思考过程的好机会。

请各位读者从自认为有兴趣的疾病或者有足够的知识的疾病开始阅读。我想一定会有新的或意外的发现。另外，误解的地方也有可能被查明。及时获取最新的信息固然重要，但正确掌握和理解各疾病的病理诊断中不可或缺的经典观点比什么都重要。

在松本的序言中明确写道："随着消化道内镜仪器的发展和普及，在消化道肿瘤的临床和研究中，对高水平的病理学知识的要求越来越高。"到底本书是否满足那个要求，只能由各位读者来判断。

闲话休提。现在临床医学的进步和多样化的速度太快了，我们病理医生的理解有时跟不上。读完山野先生的总论笔者深受感动的同时也感到了一种不安。对于临床医生永不满足的学术关心和探究心，作为病理医生的笔者是否真诚地面对过呢？但是，病理医生决不会放弃学习。对生命科学始终保持谦虚，对患者始终保持最好的态度。并且，希望和临床医生一起成长。

在此，我们对撰写内容丰富的稿件的各位表示深深的感谢，并希望本书能够成为重新思考临床医生和病理医生合作方式的线索，编辑后记就此结束。

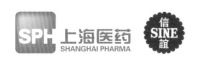

培菲康®
双歧杆菌三联活菌胶囊

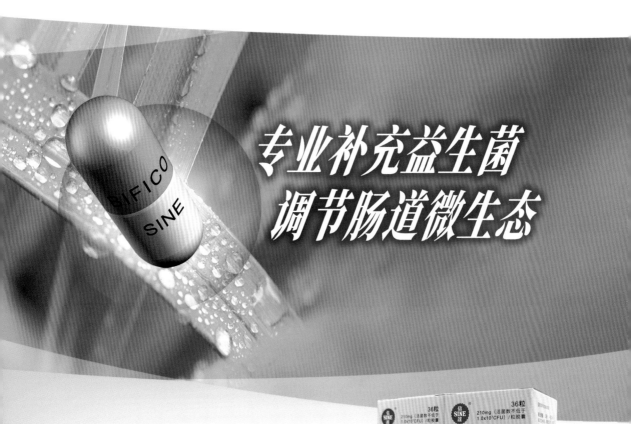

专业补充益生菌
调节肠道微生态

药理作用：口服双歧杆菌、嗜酸乳杆菌、粪肠球菌三联活菌胶囊，三菌联合，直接补充人体正常生理细菌，调整肠道菌群平衡，促进机体对营养物的消化，合成机体所需的维生素，激发机体免疫力。

主治因肠道菌群失调引起的急慢性腹泻、便秘，也可用于治疗中型急性腹泻，慢性腹泻及消化不良、腹胀，以及辅助治疗因肠道菌群失调引起的内毒素血症。

禁　　忌：未进行该项实验且无可靠的参考文献。
不良反应：未发现明显不良反应。

上海上药信谊药厂有限公司

地址：中国(上海)自由贸易试验区新金桥路905号　邮编：201206　电话：021-58995818　国药准字S10950032　沪药广审(文)第250425-10251号　本广告仅供医学、药学专业人士阅读

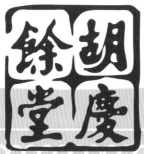

胡庆余堂

创始于1874年

胃复春胶囊

健脾益气活血解毒

用于治疗胃癌癌前期病变的中成药

国药准字Z20090697

胡庆余堂

胃复春胶囊

WEI FU CHUN JIAONANG

60 粒装

杭州胡庆余堂药业有限公司

【成　　份】红参、香茶菜、枳壳（炒）。
【功能主治】健脾益气，活血解毒。用于治疗胃癌癌前期病变、胃癌手术后辅助治疗、慢性浅表性胃炎属脾胃虚弱证者。
【规　　格】每粒装0.35g。
【用法用量】口服。一次4粒，一日3次。
【包　　装】口服固体药用高密度聚乙烯瓶。60粒/瓶，1瓶/盒。
【批准文号】国药准字Z20090697
【不良反应】详见说明书。
【禁　　忌】禁止与含藜芦药物同服。

企业名称：杭州胡庆余堂药业有限公司　　　　邮政编码：311100
生产地址：杭州余杭经济技术开发区新洲路70号　电话号码：0571-86992277（总机）
传真号码：0571-86993828　　　　　　　　　网　　址：http://www.hqyt.com
注册地址：杭州余杭经济技术开发区新洲路70号

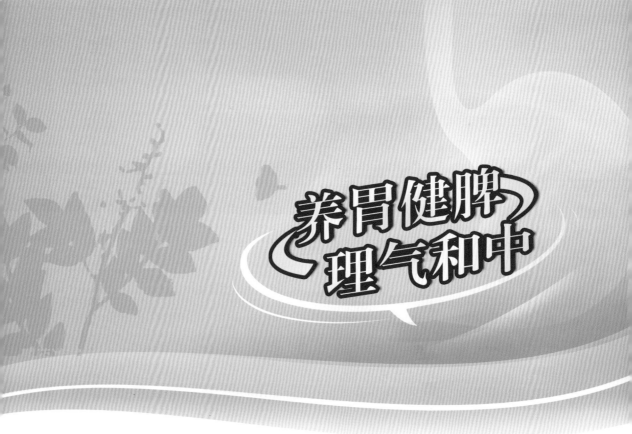
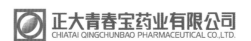